《药品使用风险管理实用手册》系列丛书

吸入用呼吸系统治疗药物

风险管理手册

中国药品监督管理研究会药品使用监管研究专业委员会◎组织编写

李朋梅◎主编

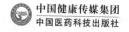
中国健康传媒集团
中国医药科技出版社

图书在版编目（CIP）数据

吸入用呼吸系统治疗药物风险管理手册 / 李朋梅主编；中国药品监督管理研究会药品使用监管研究专业委员会组织编写 . — 北京：中国医药科技出版社，2023.2

（《药品使用风险管理实用手册》系列丛书）

ISBN 978-7-5214-3792-8

Ⅰ.①吸⋯　Ⅱ.①李⋯ ②中⋯　Ⅲ.①呼吸系统疾病 – 用药安全 – 风险管理 – 手册　Ⅳ.① R56-62

中国国家版本馆 CIP 数据核字（2023）第 033994 号

策划编辑　于海平　　　责任编辑　高雨濛
美术编辑　陈君杞　　　版式设计　也　在

出版　**中国健康传媒集团** | 中国医药科技出版社
地址　北京市海淀区文慧园北路甲 22 号
邮编　100082
电话　发行：010-62227427　邮购：010-62236938
网址　www.cmstp.com
规格　787 × 1092 mm $\frac{1}{32}$
印张　6 $\frac{5}{8}$
字数　116 千字
版次　2023 年 2 月第 1 版
印次　2023 年 2 月第 1 次印刷
印刷　三河市万龙印装有限公司
经销　全国各地新华书店
书号　ISBN 978-7-5214-3792-8
定价　**40.00 元**

获取新书信息、投稿、为图书纠错，请扫码联系我们。

内容提要

本书为《药品使用风险管理实用手册》系列丛书之一，主要从吸入用呼吸系统治疗药品遴选、采购与储存环节风险管理，临床使用管理，特殊患者使用管理等方面阐述药品的信息、风险点、风险因素等内容。

本书可供医师、药师、护师参考使用。

丛书编委会

本书编委会

主　　编　李朋梅

编　　委　赵　莉　郭冬杰　唐一楠　李　沭

绘　　图　汪　熙

策　　划　北京北方医药健康经济研究中心

监　　制　中国药品监督管理研究会
　　　　　药品使用监管研究专业委员会

序

新时代，在我国创新驱动战略背景下，新药审评速度加快，新药上市层出不穷，给患者带来更新更快的治疗服务。但是，我国药品监管力量依然薄弱，科学合理审评面临巨大挑战。中国药品监管科学研究是为确保公众用药安全、有效、合理，不断提高公众健康水平而开展的一系列探索所形成的理论，以及手段、标准和方法。党中央、国务院高度重视药品安全，在监管体制改革、法规建设、基础建设等方面采取了一系列有力措施。随着我国经济社会发展步入新的时代，人民生活不断提高，公众对药品安全有效保证的要求不断增长，对药品的合理使用也更加关注。一旦药品安全发生问题，如不能迅速有效的妥善解决，不仅会威胁群众生命安全和社会安全，给群众和社会造成不可挽回的损失，严重时甚至会引发社会的不稳定。广大药师必须牢记保护和促进公众健康的初心和使命，努力建设强大的科学监管体系，同时必须大力推进监管科学发展与进步，进而实现药品科学监管。

目前，中国制药企业众多，中西药产品数目庞大，在中国加强药品使用风险评估与管理十分必要。参考先进国家新药监管经验，追踪国际最新研究动态，促进中国药品监督管理部门与医疗行业从业人员及患者社会之间的协作、沟通、交流，进而建立符合中国实际情况具有中国特色的药品使用风险监测评估管理体系，对于我们医疗从业人员来说，任重而道远。丛书针对以上现状，从药品进入医疗机构中的各环节作为切入点，分别列举各环节药品的风险，提出相应的管理措施，并对已知风险、未知风险和信息缺失内容予以标明，形成一部药品风险管理过程中的实用手册。作为我国药品风险管理相关的第一套按疾病治疗类别分册的专业书籍，以期为药品的临床使用风险管理提供参考依据，减少或避免用药风险，推动药品合理使用，促进医疗资源优化。力争成为医师、药师和护师的日常药品临床使用风险管理的专业口袋书。

医疗机构作为药品使用的最主要的环节，也是药品风险高发的区域，药品管理法对其药事管理提出明确要求，包括"医疗机构应当坚持安全有效、经济合理的用药原则，遵循药品临床应用指导原则、临床诊疗指南和药品说明书等合理用药，对医师处方、用药医嘱的适宜性进行审核。"这就要求药师在药品管理和合理用药指导等方面具有相应的技术能力并有据可依。本丛书按照疾病治疗类别分册介绍，从药品概述，药品遴选、采购与储存环节风险管理，临床使用管理，特殊患者使用管理和用药教育等多方面药品的信息、风险点、风险因素等进行梳理。本丛书旨在为医师、药师和护师提供用药指导和帮助，确保患者安全用药、降低药品风险，实现广大民众健康水平不断提高的崇高目标。在此特别撰文推荐。

谨此。

原国家食品药品监督管理局局长
中国药品监督管理研究会创会会长

2022 年 7 月 28 日于北京

编写说明

  2017 年 6 月中国国家药监部门加入 ICH，开始加快接受并实施 ICH 相关技术指导原则的步伐。ICH E2 系列指导原则的全面实施，将推动我国制药企业及医疗机构对药物研发、审批与上市后阶段药物安全和药物风险管理（PV）的认识和关注，也使得理解并建立 PV 体系、培养 PV 人才的迫切性和必要性日渐凸显。2019 年新修订《药品管理法》也为药物警戒和药品风险监测提供了法律支撑。药品使用风险管理是一项非常艰辛的工作，药物风险管理评价，用于高风险药物识别、风险来源判断和风险干预，是患者用药安全的根本保障。

  作为一名几十年工作在一线临床服务的老药师，一直希望在上市药品准入、临床用药风险管控上编写一套管理工具式的实用丛书，以分析及寻找用药发生危险的根本原因，并制定相应的解决问题的措施，能从根本上解决药品使用管理中的突发问题，既可减少医师、药师、护师的个人差错，更能寻找临床治疗冰山之下的风险因素，使同样的问题不再发生，将处于萌芽状态的风险苗头从根源处消灭。

《药品使用风险管理实用手册》系列丛书的出版，为我国临床医师、药师和护师提供了一部临床实用且可操作的指导用书，详细说明了药品在医疗机构使用过程中各环节存在的风险和风险因素并提出相应的管理措施；立意独特创新，编写过程始终坚持人民健康至上；依照现行有关法规编写，基于循证证据、运用质量高、时效性强的文献，保障内容的权威性；根据各类别药品特性编写内容及表现形式，重点提示有风险点的环节；包括更多临床用量大、覆盖率高的药物。

药品使用风险管理是一个新学科，是药物警戒的重要组成部分，是公众用药安全的重要保障，是我国药品科学监管领域的重要课题；药品使用风险管理不是简单的用药指南，也不同于以往的不良反应监测或合理用药的概念，而是涵盖了药品的研究、生产、流通、使用的全部过程，是各阶段互相结合的、宏观的、系统的认知；因此，丛书在新时代编写的意义重大，为保障公众用药的安全，减少伤害，降低医患风险提供强大的专业支撑。丛书设计合理，组织严密，在国家卫健委、国家药监局的指导下，在众多医院药学先锋的探索下，借鉴国际药品风险管理安全目标与实践经验，强化信息技术监管和质量环(PDCA)、品管圈、模式分析、根本原因分析等多种管理学习与应用，医、药、护人员的风险管理能力会逐步提升，全国医院临床药学的整体管理水平也会更上一层楼。

希望未来，我国在药品风险管理体系建设方面再接再厉，逐步提升中国药师价值，也进一步优化药师队伍，持续强化上市后药品风险管理培训，双轮驱动，相辅相成，定能帮助患者及医务人员营造一个更安全的医疗环境。

胡　欣

2022 年 8 月 1 日于北京

前言

《吸入用呼吸系统治疗药物的风险管理手册》由呼吸系统领域的药学专家和药物警戒专家撰写，汇集国内外吸入用呼吸系统药品风险管理文件及相关指南中的风险防控策略，是《药品使用风险管理实用手册》系列丛书之一。《药品使用风险管理实用手册》系列丛书作为中国药品监督管理研究会药品使用监管研究专业委员会围绕"建体系、防风险、保安全"开展的学术研究成果的一部分，其目的是提高广大药师对药品使用各环节中风险管理的认知，给予临床医师、药师、护师必要的用药指导，预防和降低用药风险，提升患者用药安全。

本书共分六章，第一章对吸入用呼吸系统药品进行概述，包括药物作用机制、国内已上市吸入用呼吸系统治疗药品的成分和装置信息与常见的风险点管理；第二章关注吸入用呼吸系统药品的风险管理，包含药品遴选、采购入库、贮存等多环节的风险管理；第三章论述吸入用呼吸系统药品的临床使用管理，包括处方/医嘱审核、适宜性评价、超说明书用药管理；第四章关注吸入用呼吸系统药品的特殊患者用药管理，阐述特殊人群和肝肾功能不全人群用药管理；第五章论述吸入用呼吸系统药品的不良反应管理，包括治疗方案推荐、常见药品不良反应特点和临床表现；第六章为吸入用呼吸系统药品的用药教育，包括患者用药交待和依从性与疾病控制两方面内容。吸入用呼吸系统药品需要配合使用特定装置进行给药，在使用环节中除处方（医嘱）环节的合理性判断，对患者的教育和随访管理也非常重要。

我们希望通过本书的编写发行，抛砖引玉，使吸入用呼吸系统药品使用管理更趋完善、规范，也希望本书能成为临床医师、药师和护师日常用药的工具书，为建立我国医院药品风险管理体系打下坚实的基础。

编　者

2022 年 12 月

目录

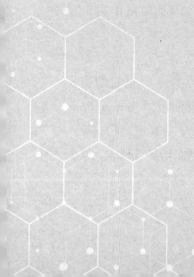

第一章

药品概述

第一节　药物作用机制

呼吸系统治疗药物吸入给药是一种以呼吸道和肺为靶器官的直接给药方法，具有起效快、局部药物浓度高、用药量少、应用方便及全身不良反应少等优点。常用药物主要包括：吸入性糖皮质激素（inhaled corticosteroid，ICS）、β_2 受体激动剂、抗胆碱能药以及各种不同类型的联合治疗。

一、吸入性糖皮质激素

吸入性糖皮质激素通过激活抗炎基因、关闭炎症基因表达和抑制炎症细胞来抑制气道炎症。此外，还可增强 β_2 受体的表达和功能，从而加强 β_2 肾上腺素能信号传导。

1. 激活抗炎因子

糖皮质激素（glucocorticoid，GS）易通过细胞膜进入细胞，与细胞质内糖皮质激素受体（glucocorticoid receptor，GR）结合形成活化的 GS-GR 复合物，进入细胞核内启动基因转录，引起转录增加或减少，改变介质相关蛋白的水平，对炎症反应所必需的细胞和分子产生影响而发挥抗炎作用。

2. 关闭炎症基因

吸入性糖皮质激素通过几种方式关闭炎症级联反应：①糖皮质激素与共激活分子相互作用，抑制共激活分子与促炎转录因子的结合。②活化的 GR 募集组蛋白去乙酰化酶 -2（histone deacetylase-2，HDAC2），从而使核心组蛋白去乙酰化。③正常情况下，GR 发生乙酰化并以乙酰化形式与 DNA 结合。GR 必须先通过 HDAC2 完成去乙酰化，才能抑制核因子κB（nuclear factor-kappa B，NF-κB）。④GR 通过核输入蛋白"输入蛋白 -α"转移到细胞核内。2 型辅助性 T 淋巴细胞（T-helper 2，Th2）的转录因子是 GATA3，可调节 Th2 细胞因子（IL-4、IL-5 和 IL-13）的表达，这些细胞因子共同调控过敏性炎症反应。GATA3 也可经输入蛋白 -α 进入核内，但活化的 GR 优先于GATA3，从而阻止 GATA3 进入到核内，因此能快速抑制 Th2 细胞因子的表达和抑制过敏性炎症反应。

无论通过哪种机制，净效应都是减少组蛋白的乙酰化、阻止染色质结构被打开和减少炎症基因的转录。吸入性糖皮质激素优先作用于炎症基因，且主要是在局部水平发挥作用。

此外，糖皮质激素的某些作用还可通过特定的非基因组效应介导，这些效应不依赖 GR 且不被 GR 拮抗剂 RU486 所阻滞。此类反应包括迅速作用于钙离子信号通路、炎症细胞凋亡和内皮一氧化氮合酶，但不清楚其与气道疾病中糖皮质激素的作用是否相关。

3. 抑制炎症细胞

通过激活抗炎基因和关闭炎症基因的表达，吸入性糖皮质激素抑制炎症细胞的存活，并抑制趋化性介质和黏附分子的生成。净效应是减轻黏膜炎症，表现为炎症细胞减少，包括 T 淋巴细胞、嗜酸性粒细胞、肥大细胞和树突状细胞。

二、β_2 受体激动剂

在细胞膜内，β 受体与 β_2 受体激动剂相结合，改变膜蛋白构型，二磷酸鸟苷调节蛋白复合物中的 GDP 被三磷酸鸟苷（GTP）取代，形成 GTP 调节蛋白复合物，从而增加兴奋性鸟苷酸调节蛋白（NS）活性，并与腺苷酸环化酶的催化亚基相互作用，解除了对催化亚基的抑制。蛋白激酶呈现出激活状态，并进一步激活磷酸化酶，引起一系列生化代谢反应。蛋白激酶可以与膜受体蛋白直接结合，使 Ca^{2+}-K^+ 通道电导性更强大，从而产生支气管平滑肌扩张效应。同时，蛋白激酶的磷酸化对肌凝蛋白轻链激酶有抑制作用，能减少胞浆中的 Ca^{2+}，防止肌凝蛋白磷酸化，从而减弱钙依赖性肌凝蛋白的作用，使支气管平滑肌扩张。

β_2 受体激动剂分为短效和长效两种类型。短效 β_2 受体激动剂（short-acting beta2-agonist，SABA）主

要用于按需缓解症状，长期规律应用治疗效果不如长效支气管舒张剂。长效 β_2 受体激动剂（long-acting beta2-agonist，LABA）作用时间持续 12 小时以上，较 SABA 更好的持续扩张小气道，改善肺功能和呼吸困难症状，可作为有明显气流受限患者的长期维持治疗药物。

三、抗胆碱能药

毒蕈碱受体（M 受体）有 5 个亚型，但呼吸道内只有 M_1、M_2 和 M_3 有明确的生理活性。M_1 受体存在于肺副交感神经节、大部分呼吸道黏膜下腺体和肺泡壁中，主要功能是促进神经兴奋传导，增强支气管收缩。M_2 受体存在于乙酰胆碱能节后神经，起自身反馈作用，以减少乙酰胆碱的进一步释放。M_2 功能障碍被认为与哮喘的气道高反应性有关。M_3 受体广泛表达于肺部大气道平滑肌和腺体细胞中，直接参与支气管收缩，并控制黏膜下黏液的分泌。抗胆碱能药物通过拮抗 M_1 和 M_3 胆碱受体，扩张气道平滑肌，改善气流受限，抑制慢性变应原诱发的气道炎症和重塑，可分为短效和长效两种类型。

短效抗胆碱能药物（short-acting muscarinic agent，SAMA）拮抗 M_1 及 M_3 受体可舒张支气管平滑肌并抑制黏液高分泌状态；拮抗 M_2 受体则促使神经末梢释放乙酰胆碱，使支气管收缩，部分削弱拮抗 M_1 和 M_3 受体所带来的支气管舒张作用。M_3 受体主要存在于大气道，支气管收缩的作用最强，SAMA 对大气道的舒张作用强于对周围气道的作用。长效抗胆碱能药物（long-acting muscarinic agent，LAMA），能够持久的结合 M_3 受体，快速与 M_2 受体分离，而不影响对 M_1 和 M_3 受体的抑制作用。

四、祛痰药

目前临床常用的吸入用祛痰药按作用机制可分为 2 类：①黏液溶解剂：即通过裂解黏蛋白复合物间二硫键等方式促进痰液溶解和排出，如乙酰半胱氨酸（NAC）；②黏液调节剂：即通过促进浆液分泌、减少黏蛋白生成等方式调节黏液分泌，主要有氨溴索。

第二节　国内已上市吸入用呼吸系统治疗药品的成分和装置信息

一、吸入装置简介

不同的吸入装置有不同的原理及影响因素，其适合的年龄段和适应证也不同。临床上常见的吸入装置有：加压定量吸入剂（pressurized metered dose inhaler，pMDI）、小容量雾化器（small volume nebulizer，SVN）、干粉吸入剂（dry powder inhaler，DPI）、软雾吸入剂（soft mist inhaler，SMI）

1. 加压定量吸入剂

pMDI是指将药物、辅料和抛射剂共同灌装在具有定量阀门的耐压容器中，通过揿压阀门，药物和抛射剂便以气溶胶形式喷出。其中，抛射剂提供形成和释放气溶胶所需的能量。

（1）传统pMDI 传统pMDI分为溶液型和混悬型两类。含两种及以上药物的混悬型pMDI由于各成分密度、粒径不一，在使用时可因每次振摇次数、强度、持续时间不同导致每次喷出的各种药物比例不恒定。

（2）共悬浮技术的新型pMDI 共悬浮递送技术（Aerosphere）是近年来发展起来的新型pMDI递送技术。该装置采用共悬浮技术将表面多孔的磷脂小球载体（粒径约为3.0μm）按处方比例吸附药物晶体后与抛射剂一起装入容器中，使用时释放出剂量和比例恒定的气溶胶。

（3）pMDI+储雾罐 针对手口协调性差，揿压阀门时难以同步缓慢深吸气的患者，可将pMDI连接装有单向阀的储雾罐使用。

2. 干粉吸入剂

吸附着药物微粉的载体分装在胶囊或给药装置

的储药室中，在吸气气流的作用下，药物微粉以气溶胶的形式被吸入肺内的制剂叫干粉吸入剂。

干粉吸入剂有单剂量胶囊型（如吸乐）以及多剂量的储库型（如都保）和囊泡型（如准纳器、易纳器 ElliPta）。不同类型、不同装置的 DPI 形成气溶胶所需克服的吸气阻力不同，药物在小气道的沉积率和不同药物组分的沉积比例有明显差异。

3. 软雾吸入剂

软雾吸入剂是一种独特的吸入制剂。相较于传统吸入剂，软雾吸入装置能倍乐具有如下技术原理。

（1）压缩弹簧为驱动力的主动气雾释放　以旋转底座压缩弹簧所产生的机械能为动力提供形成和释放药物气溶胶所需能量，降低对患者吸气流速的要求。

（2）毛细管精准定量　每次使用时毛细管从药筒中吸取 15μl 药液，药量精准，剂量稳定且降低了对形成气溶胶所需能量的要求。

（3）独特的两束药液射流对撞原理　独特的设计使两束行进中的药液射流在特定角度撞击，从而形成"软雾"。装置中的 Uniblock 结构发挥了毛细管作用和液流对撞作用，释放出雾滴微细，运行速度慢（0.8m/s）、持续时间长（近 1.5 秒）的气溶胶，从而提高药物的可吸入时间和药物在肺部的沉积率（51.62%）。

4.小容量雾化器

小容量雾化器是一种特制的气溶胶发生装置，使药物溶液或混悬液形成气溶胶，供患者吸入并沉积于呼吸道和肺部以达到治疗疾病的目的，同时亦具有一定湿化稀释气道分泌物的作用。小容量雾化装置往往用于急性住院患者，但也有用于严重呼吸困难和吸气能力微弱的患者家庭长期应用或按需应用。

二、国内常见吸入用呼吸系统治疗药物成分汇总

国内常见吸入用呼吸系统治疗药物成分汇总如表1-1所示。

表1-1　国内常见吸入用呼吸系统治疗药物成分汇总

成分名称	吸入剂类型	起效时间（min）	维持时间（h）	是否有雾化剂型
短效 β_2 受体激动剂（SABA）				
沙丁胺醇	pMDI，DPI	1~3	4~6	√
左沙丁胺醇	pMDI	1~3	6~8	√
特布他林	pMDI，DPI	1~3	4~6	√
丙卡特罗	pMDI，DPI	1~3	4~6	
长效 β_2 受体激动剂（LABA）				
奥达特罗	SMI	<5	24	
福莫特罗	DPI	<10	12	

成分名称	吸入剂类型	起效时间（min）	维持时间（h）	是否有雾化剂型
茚达特罗	DPI	<5	24	
沙美特罗	DPI, pMDI	10~20	12	
短效抗胆碱能药物（SAMA）				
异丙托溴铵	pMDI	5	6~8	√
长效抗胆碱能药物（LAMA）				
噻托溴铵	DPI, SMI	<30	24	
格隆溴铵	DPI	<5	24	
吸入性糖皮质激素（ICS）				
布地奈德	DPI, pMDI			√
倍氯米松	pMDI			√
氟替卡松	pMDI			√
环索奈德	pMDI			
SABA+SAMA				
沙丁胺醇 / 异丙托溴铵	pMDI			√
LABA+LAMA				
奥达特罗 / 噻托溴铵	SMI	<5	24	
福莫特罗 / 格隆溴铵	pMDI	<5	12	
维兰特罗 / 乌美溴铵	DPI	5~15	24	
茚达特罗 / 格隆溴铵	DPI	<5	24	

成分名称	吸入剂类型	起效时间（min）	维持时间（h）	是否有雾化剂型
ICS+LABA				
布地奈德/福莫特罗	DPI	1~3	12	
倍氯米松/福莫特罗	pMDI	1~3	12	
替卡松/沙美特罗	DPI，pMDI	15~30	12	
氟替卡松/维兰特罗	DPI	16~17	24	
ICS+LABA+LAMA				
布地奈德/福莫特罗/格隆溴铵	pMDI	<5	12	
氟替卡松/维兰特罗/乌美溴铵	DPI	6~10	24	
黏液溶解剂				
乙酰半胱氨酸		1		√
黏液调节剂				
氨溴索			√	

注：pMDI 为压力定量气雾剂；DPI 为干粉吸入剂；SMI 为软雾吸入剂。

第三节　常见的风险点管理

1. 贮存与运输

吸入用呼吸系统治疗药物种类多，吸入装置复杂多样，总体来看大部分需避光常温保存，避免冷冻，小部分有特殊贮存要求的药品需严格遵循说明书要求贮存。运输过程中需注意控制温度以及湿度管理。

2. 适应证和用法用量

说明书中对每个药品的适应证和用法用量有明确的规定，处方医师应在药师帮助下熟悉掌握每种药品的适应证和用法用量。

对于超说明书用药，须经所在医疗机构药事管理与药物治疗学委员会和伦理委员会批准并备案后方可实施。实施已备案的超说明书用药，应向患者或家属、监护人告知用药理由、治疗方案、预期效果以及可能出现的风险，征得患者或其家属的同意。可根据风险程度、偏离标准操作的程度和用药目的等因素决定是否签署知情同意书。医疗机构药事管理与药物治疗学委员会应针对超说明书用药开展临床用药监测、评价和超常预警工作，定期组织医学和药学专家对超说明书用药的药品品种进行有效性和安全性评估，及时终止不安全、不合理的用法，以保障患者用药安全，降低医疗风险。

3. 禁忌证

对该类产品及其赋形剂等辅料过敏者禁用。

4. 特殊患者使用管理

对儿童、老年、妊娠与哺乳期妇女、肝肾功能不全等特殊人群需要加强使用管理，严格执行说明书中的各项相关内容。

5. 患者用药教育

（1）吸入用呼吸系统治疗药物多涉及吸入装置的使用，因此患者用药教育是启动该类药物治疗前必不可少的内容。对于初次使用的患者，药师应做到详细告知吸入装置的使用方法，并请患者复述直到确认患者掌握为止。

（2）大部分吸入药物吸入结束后需漱口，应确保患者知悉。

（3）每种药物可能出现的不良反应及需要监测的检查项目，需确保患者知悉。

（4）对于开封后效期很短的药物，需告知患者开封后保存时间，以免出现使用过期药物的情况。

2

第二章

药品遴选、采购与储存环节风险管理

第一节 遴选环节风险管理

参照《药品经营质量管理规范》《药品流通监督管理办法》等做好药品遴选工作。遴选应在药事管理与药物治疗学委员会框架下实行集体决策与利益回避。遵循以下遴选原则。

（1）临床必需 优先国内外指南一线推荐药品。

（2）安全有效 不良反应相对较小，并且质量稳定的品种。具有Ⅲ期临床试验的产品或临床试验纳入样本量较大的产品可获得优先推荐。

（3）价格合理 在临床必需、安全有效的前提下，根据单价及整个疗程费用，选择价格比较适宜的品种。

（4）使用方便 具有合适的剂型和适宜的包装，方便使用、运输和储藏的品种。

（5）择优遴选 结合医院诊疗特色的用药需求，综合评价药品的有效性、安全性、经济性、适宜性、创新性及可获得性，优于同类药品的品种。必须是国家药品标准收载，或国家药品监督管理部门批准正式生产的新药或批准进口的品种。

（6）优先选择国家集采和国谈医保目录内的药品。

（7）优先选择国家基本药物。

第二节　采购入库环节风险管理

一、常规采购

根据《药品经营质量管理规范》《药品流通监督管理办法》，采购环节风险管理措施如下。

1.购进渠道

①索取、查验、保存供货企业有关证件，确定供货单位的合法资格，所购入药品的合法性；②核实供货单位销售人员的合法资格；③与供货单位签订质量保证协议；④真实完整的药品购进记录。药品购进记录必须注明药品的通用名称、生产厂商、剂型、规格、批号、生产日期、有效期、批准文号、供货单位、数量、价格、购进日期。

2.入库出错

①收货人员应当核实运输方式是否符合冷链运输要求；药品到货时对其运输方式及运输过程的温度记录、运输时间等质量控制状况进行重点检查并记录；②核对药品，做到票、账、货相符；③验收药品应当按照药品批号查验同批号的检验报告书。检验报告书应当加盖其质量管理专用章原印章；④验收药品应当做好验收记录，包括药品的通用名称、剂型、规

格、批准文号、批号、生产日期、有效期、生产厂商、供货单位、到货数量、到货日期、验收合格数量、验收结果等内容。验收人员应当在验收记录上签署姓名和验收日期。

二、临时采购

应根据医院药事管理与药物治疗学委员会的规定，对于有临床需求，但药库未配备且与现有品种不同装置或不同药理作用，或符合特殊人群特殊药代动力学特点的药品，根据临床需求启动临时采购途径。临时采购必须严格遵循审批手续，并定期通报。临时采购药品数量是一个患者一次疗程的用量，再次使用时需再次申请。申请人应保证该药品在有效期内使用完毕。

三、吸入装置的更换

更换吸入装置可能导致患者有意或无意地降低治疗依从性，进而影响疾病控制、增加医疗开支。因此临床更换治疗方案时，需评估更换吸入装置对依从性和疾病控制的潜在影响，并尽量避免随意更换吸入装置。必须更换吸入装置前，应与患者充分沟通，避免在非自愿的情况下更换而使患者产生不满情绪，降低治疗信心，影响疾病控制。

以下情况可以考虑转换吸入装置：

（1）经多次培训后仍无法掌握正确的吸入技术；

（2）患者对目前使用的装置满意度低，治疗依从性差。

转换装置后须做到：

（1）重新培训患者使用新装置的吸入技术，确保患者掌握；

（2）加强随访，收集患者对新装置的使用反馈，评估吸入技术、药物使用情况（评估依从性、是否有治疗过度或不足），以及疾病控制是否有波动。

第三节　贮存环节风险管理

一、保存条件

常见吸入用呼吸系统药物储藏条件和有效期见表 2-1。

表2-1 常见吸入用呼吸系统药物储藏条件和有效期

药品名称	商品名	储藏条件	未开封	开封后
短效 β_2 受体激动剂（SABA）				
硫酸沙丁胺醇吸入气雾剂	万托林	30℃下避光保存，避免受冻和阳光直射。同其他大多数气雾罐吸入剂一样，当罐受冻后，可能降低药品的疗效。不论空否，药罐不得弄破、刺穿或火烤	24个月	
硫酸沙丁胺醇吸入粉雾剂		25℃以下干燥处保存，使用时注意防潮	36个月	
硫酸沙丁胺醇雾化吸入溶液	达芬科闯	遮光、密封保存	36个月	
吸入用硫酸沙丁胺醇溶液	万托林	30℃以下遮光贮藏	24个月	去除铝箔外包装后，在30℃以下有效期3个月
盐酸左沙丁胺醇雾化吸入溶液		25℃以下避光保存，不得冷冻。未使用的药品应存放在铝箔袋内	18个月	①开袋后，需在两周内用完本品 ②药品从袋中取出后应立即使用，或在避光条件储存并于一周内使用
硫酸特布他林吸入粉雾剂		密封，于阴凉（不超过20℃）干燥处保存	24个月	

药品名称	商品名	储藏条件	未开封	开封后
硫酸特布他林雾化吸入用溶液	博利康尼	避光，密闭保存	36 个月	
盐酸丙卡特罗粉雾剂		25℃以下保存	24 个月	
长效 β_2 受体激动剂（LABA）				
奥达特罗吸入喷雾剂	思富迪	密闭保存，不得冷冻	36 个月	自药瓶插入能倍乐吸入器后3 个月内使用
富马酸福莫特罗吸入粉雾剂	奥克斯都保	30℃以下保存。保存时应将盖子旋紧	24 个月	
富马酸福莫特罗吸入溶液		避光、密闭，2~8℃保存	21 个月	
马来酸茚达特罗吸入粉雾剂	昂润 /比斯海乐	室温（10~30℃）保存。将胶囊保存在泡罩内仅于使用前取出	30 个月	
昔萘酸沙美特罗气雾剂		贮藏于室温、干燥、避光处	24 个月	
短效抗胆碱能药物（SAMA）				
异丙托溴铵吸入气雾剂	爱全乐	30℃以下保存。气雾剂的耐压容器不应用力打开，或直接暴露于阳光下，或温度超过 50℃以上，或冷冻	36 个月	

药品名称	商品名	储藏条件	未开封	开封后
吸入用异丙托溴铵溶液	爱全乐	30℃以下避光保存	24个月	
长效抗胆碱能药物（LAMA）				
噻托溴铵粉吸入剂	思力华	请保存于25℃以下，不得冷冻	24个月	剥开铝箔包装后9天有效
噻托溴铵吸入喷雾剂		密闭保存，不得冷冻	36个月	自药瓶插入吸入器后3个月内使用
吸入性糖皮质激素（ICS）				
布地奈德气雾剂	普米克	阀门朝下，避光，密闭，在阴凉处保存	24个月	
布地奈德吸入气雾剂	吉舒	密闭，在阴凉处（不超过20℃）保存	12个月	
布地奈德粉吸入剂	普米克都保	30℃以下存放	24个月	
吸入用布地奈德混悬液	普米克令舒	8~30℃温度下保存，不可冷藏	24个月	
丙酸倍氯米松气雾剂		30℃以下存放，避免冷冻和日晒，喷口朝下放置	36个月	

药品名称	商品名	储藏条件	未开封	开封后
吸入用丙酸倍氯米松混悬液		25℃以下按照外包装所示竖直放置本品	24个月	①如果仅需0.5支剂量，剩余药量必须于2~8℃贮存，并在首次开启后12个小时内使用 ②单剂量药瓶从其保护袋中取出后可在避光条件下保存3个月
丙酸氟替卡松气雾剂	辅舒酮	本品应放置在30℃以下，远离儿童的地方，避免冷冻、日晒。喷口朝下放置或水平放置	24个月	
丙酸氟替卡松雾化吸入用混悬液	辅舒酮	避光，直立放置，不超过30℃保存，不得冷冻。应避免霜冻	36个月	①已开启的丙酸氟替卡松雾化吸入用混悬液安瓿瓶需冷藏，并于开封后12小时内使用 ②一旦去除铝箔外包装后，应避光并在28天内使用
环索奈德气雾剂	仙定	密闭，在阴凉处（不超过20℃）保存	24个月	
SABA+SAMA				
复方异丙托溴铵气雾剂	可必特	遮光，密闭，在25℃以下保存	36个月	

药品名称	商品名	储藏条件	未开封	开封后
吸入用复方异丙托溴铵溶液	可必特	5℃以下避光保存	24个月	
LABA+LAMA				
噻托溴铵奥达特罗吸入喷雾剂	思合华/能倍乐	密闭保存,不得冷冻	36个月	自药瓶插入能倍乐吸入器后3个月内使用
格隆溴铵福莫特罗吸入气雾剂		密闭,25℃以下保存	24个月	拆开铝袋包装后:3个月
乌美溴铵维兰特罗吸入粉雾剂	欧乐欣	密封,不超过30℃干燥处保存。将吸入器保存在密封盒内,以免受潮,仅在开始使用前取出。如果冷藏,则至少在首次使用前1小时将吸入器恢复至室温,使用后不超过30℃干燥处保存	24个月	6周
茚达特罗格隆溴铵吸入粉雾剂	杰润	密封,防潮,不超过25℃保存。胶囊应该保存在泡罩内,仅于使用前取出	24个月	
ICS+LABA				
布地奈德福莫特罗吸入粉雾剂	信必可都保	贮藏温度应低于30℃。密闭保存	24个月	

续表

药品名称	商品名	储藏条件	未开封	开封后
倍氯米松福莫特罗吸入气雾剂		分发给患者之前：2~8℃贮存（不超过15个月）。分发给患者之后：25℃以下贮存（不超过5个月）。本品系压力铝瓶装，禁止暴露于50℃以上的温度或刺穿铝瓶体	2~8℃贮存不超过15个月；25℃以下贮存不超过5个月	
沙美特罗替卡松吸入气雾剂	舒利迭	密闭，30℃以下保存	24个月	
糠酸氟替卡松维兰特罗吸入粉雾剂	万瑞舒	密封，不超过25℃干燥处保存。将吸入器保存在密封盒内，以免受潮，仅在开始使用前取出。如果冷藏，则至少在首次使用前1小时将吸入器恢复至室温，使用后不超过25℃干燥处保存	24个月	6周
ICS+LABA+LAMA				
布地格福吸入气雾剂		密闭，不超过25℃保存	24个月	6周（56揿包装规格）；3个月（120揿包装规格）

药品名称	商品名	储藏条件	未开封	开封后
氟替美维吸入粉雾剂		密封,不超过30℃干燥处保存。将吸入器保存在密封盒内,以免受潮,仅在首次使用前取出。如果冷藏,则至少在使用前1小时将吸入器恢复至室温。使用后不超过30℃干燥处保存	24个月	6周
黏液溶解剂				
乙酰半胱氨酸	富露施	在室温下密闭保存	60个月	安瓿开启后应立即使用,开启安瓿的药液应放置在冰箱内,并在24小时内使用
黏液调节剂				
氨溴索		遮光,密闭,不超过25℃保存	24个月	

　　未发放药品在医院内储存时要严格按说明书中要求的储存条件放置,对有效期要进行标识,对近效期药品应按月填报效期报表,确保药物的储存、养护质量,防止药品失效。药品发放给患者时,应仔细核对药品有效期,对有特殊保存要求及开封后有效期变化的药品应对患者做特殊说明并有文字提示。

二、临床科室备用药品储存管理

临床科室备用该类药品数量根据实际临床使用需求而定，应严格按照药品说明书规定的储存条件存储，定期检查确保药品在规定的效期内使用。对有开封后有效期变化的药品要进行标识，标注开封时间和失效时间，确保药品的存储和使用安全。

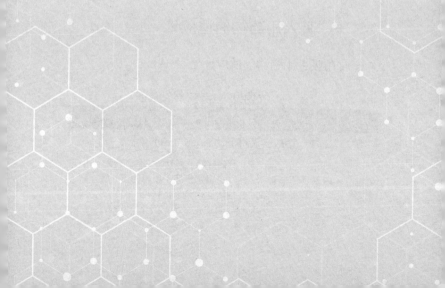

3

第三章

临床使用管理

第一节　处方/医嘱审核

处方/医嘱审核是医院药师的基本职责，是保障患者用药安全的重要途径。开展处方/医嘱审核工作包括审核对象、审核内容、审核依据、审核方式、审核流程等方面。审核内容要求对处方/医嘱的合法性、规范性、适宜性进行审核，包括开具药品的适应证、药品的品种、剂量、用法用量是否正确，选用剂型和给药途径是否适宜，是否存在相互作用，是否有配伍禁忌，特殊人群的使用注意事项等。本章按照吸入用呼吸系统药物的药理机制、起效时间等归纳总结了吸入用呼吸系统治疗药物的使用细则，促进临床医疗服务质量改进，保障患者用药安全。

一、吸入用药物的适应证

常用吸入用药物的适应证见表3-1。

表3-1　常用吸入用药物的适应证

药物	剂型	NMPA 批准适应证
短效 β_2 受体激动剂（SABA）		
沙丁胺醇	硫酸沙丁胺醇吸入气雾剂/粉雾剂	1. 缓解哮喘或慢性阻塞性肺疾病（可逆性气道阻塞疾病）患者的支气管痉挛 2. 预防运动诱发的哮喘 3. 其他过敏原诱发的支气管痉挛

药物	剂型	NMPA 批准适应证
沙丁胺醇	硫酸沙丁胺醇雾化吸入溶液	对传统治疗方法无效的慢性支气管痉挛的治疗及严重的急性哮喘发作的治疗
	盐酸左沙丁胺醇雾化吸入溶液	治疗或预防成人及 6 岁以上儿童可逆性气道阻塞性疾病引起的支气管痉挛
特布他林	硫酸特布他林粉雾剂 / 吸入溶液	1. 支气管哮喘 2. 慢性喘息性支气管炎 3. 阻塞性肺气肿和其他伴有支气管痉挛的肺部疾病
丙卡特罗	盐酸丙卡特罗气雾剂	1. 支气管哮喘 2. 伴有可逆性气道梗阻的慢性喘息性支气管炎 3. 慢性阻塞性肺部疾病
长效 β₂ 受体激动剂（LABA）		
奥达特罗	奥达特罗吸入喷雾剂	慢性阻塞性肺疾病［COPD，包括慢性支气管炎和（或）肺气肿］患者长期支气管舒张的维持治疗
沙美特罗	昔萘酸沙美特罗气雾剂	慢性支气管哮喘的维持治疗和预防，特别适于防治夜间哮喘发作。慢性阻塞性肺疾病（包括肺气肿和慢性支气管炎）伴气道痉挛时的治疗
茚达特罗	马来酸茚达特罗吸入粉雾剂	成人慢性阻塞性肺疾病（COPD）患者的维持治疗
福莫特罗	富马酸福莫特罗入粉雾剂	1. 治疗和预防可逆性气道阻塞 2. 在维持治疗中，作为抗炎药治疗时的附加药物
	富马酸福莫特罗吸入溶液	慢性阻塞性肺疾病（COPD）患者支气管收缩的维持治疗，包括慢性支气管炎和肺气肿

药物	剂型	NMPA 批准适应证
短效抗胆碱能药物（SAMA）		
异丙托溴铵	异丙托溴铵吸入气雾剂	预防和治疗与慢性阻塞性气道疾病相关的呼吸困难：慢性阻塞性支气管炎伴或不伴有肺气肿；轻到中度支气管哮喘
	吸入用异丙托溴铵溶液	用于慢性阻塞性肺疾病，包括慢性支气管炎和肺气肿，引起的支气管痉挛的维持治疗。本品可与吸入性 β 受体激动剂合用于治疗慢性阻塞性肺疾病，包括慢性支气管炎和哮喘，引起的急性支气管痉挛
长效抗胆碱能药物（LAMA）		
噻托溴铵	噻托溴铵粉吸入剂	慢性阻塞性肺疾病（COPD）的维持治疗，包括慢性支气管炎和肺气肿，伴随呼吸困难的维持治疗及急性加重的预防
短效抗胆碱能药 + 短效 β$_2$ 受体激动剂（SAMA+SABA）		
异丙托溴铵 / 沙丁胺醇	复方异丙托溴铵气雾剂	气道阻塞性疾病有关的可逆性支气管痉挛
	吸入用复方异丙托溴铵溶液	气道阻塞性疾病有关的可逆性支气管痉挛
吸入性糖皮质激素（ICS）		
布地奈德	布地奈德气雾剂	支气管哮喘和哮喘性慢性支气管炎
	布地奈德粉吸入剂	1. 需使用糖皮质激素维持治疗以控制基础炎症的支气管哮喘患者 2. 慢性阻塞性肺疾病（COPD）
	吸入用布地奈德混悬液	支气管哮喘

药物	剂型	NMPA 批准适应证
倍氯米松	吸入用丙酸倍氯米松混悬液	适用于治疗哮喘及改善支气管阻塞症状
氟替卡松	丙酸氟替卡松吸入气雾剂	成人及 1 岁以上儿童（含 1 岁）哮喘的预防性治疗
	丙酸氟替卡松雾化吸入用混悬液	4~16 岁儿童及青少年轻度至重度哮喘急性发作的治疗
环索奈德	环索奈德气雾剂	作为一种预防性治疗措施用于成人和 ≥ 12 周岁青少年哮喘患者的维持治疗
长效抗胆碱能药 + 长效 β_2 受体激动剂（LABA+LAMA）		
噻托溴铵 / 奥达特罗	噻托溴铵奥达特罗吸入喷雾剂	慢性阻塞性肺疾病［COPD，包括慢性支气管炎和（或）肺气肿］患者长期支气管舒张的维持治疗
格隆溴铵 / 福莫特罗	格隆溴铵福莫特罗吸入气雾剂	治疗慢性阻塞性肺疾病（COPD）包括： 1. 慢性支气管炎 2. 肺气肿的维持治疗 不适用于缓解急性支气管痉挛或哮喘
乌美溴铵 / 维兰特罗	乌美溴铵维兰特罗吸入粉雾剂	慢性阻塞性肺疾病（COPD）的长期维持治疗
格隆溴铵 / 茚达特罗	茚达特罗格隆溴铵吸入粉雾剂用胶囊	成人慢性阻塞性肺疾病（COPD）（包括慢性支气管炎和肺气肿）患者维持性支气管扩张治疗
吸入性糖皮质激素 + 长效 β_2 受体激动剂（ICS+LABA）		
倍氯米松 / 福莫特罗	倍氯米松福莫特罗吸入气雾剂	适用于哮喘规律治疗，不推荐用于哮喘急性发作的治疗
布地奈德 / 福莫特罗	布地奈德福莫特罗吸入粉雾剂	1. 哮喘 2. 慢性阻塞性肺疾病（COPD）

药物	剂型	NMPA 批准适应证
氟替卡松 / 沙美特罗	沙美特罗替卡松吸入气雾剂	哮喘患者常规的联合用药，包括： 1. 接受吸入性皮质激素治疗，症状未被充分控制的患者 2. 接受吸入性皮质激素和长效 β_2 激动剂治疗，而症状得到充分控制的患者
氟替卡松 / 维兰特罗	糠酸氟替卡松维兰特罗吸入粉雾剂	1. 哮喘 2. 慢性阻塞性肺病（COPD）
吸入性糖皮质激素 + 长效抗胆碱能药 + 长效 β_2 受体激动剂 （ICS+LAMA+LABA）		
氟替卡松 / 乌美溴铵 / 维兰特罗	氟替美维吸入粉雾剂	慢性阻塞性肺疾病（COPD）患者的维持治疗
布地奈德 / 格隆溴铵 / 福莫特罗	布地格福吸入气雾剂	慢性阻塞性肺疾病（COPD）患者的维持治疗
黏液溶解剂		
乙酰半胱氨酸	吸入用乙酰半胱氨酸溶液	治疗浓稠黏液分泌物过多的呼吸道疾病，如急性支气管炎、慢性支气管炎及其病情恶化者、肺气肿、黏稠物阻塞症以及支气管扩张症
黏液调节剂		
氨溴索	吸入用盐酸氨溴索溶液	用于急慢性呼吸道疾病，如急慢性支气管炎、肺炎等引起的痰液黏稠、排痰困难

二、吸入用药物的用法用量

吸入用药物的用法用量如表 3-2 所示。

表 3-2　常用吸入用药物的用法用量

药物	剂型	规格	NMPA 批准推荐剂量
短效 β_2 受体激动剂（SABA）			
沙丁胺醇	硫酸沙丁胺醇吸入气雾剂	200 揿，1 揿：100μg	1. 缓解哮喘急性发作：1 揿 100μg，必要时增至 2 揿 2. 预防过敏原或运动引发的症状：运动前或接触过敏原前 10~15 分钟给药 3. 长期治疗，最大剂量每日 4 次，每次 2 揿
	硫酸沙丁胺醇吸入粉雾剂	200 吸，1 吸：200μg	1. 常规剂量：200~400μg（1~2 吸）以减轻症状，需要时，几分钟后可重复用药 2. 为阻止运动或过敏原引起的支气管痉挛，运动或暴露于过敏原之前 15~30 分钟内吸入本品 200~400μg（1~2 吸） 3. 一天内（24 小时）最大用药剂量：800μg（4 吸）
	吸入用硫酸沙丁胺醇溶液	2.5ml：5mg	将 2.5~5mg 本品置于雾化器中，让患者吸入雾化的溶液，直至支气管得到扩张为止，剂量可至 10mg

续表

药物	剂型	规格	NMPA 批准推荐剂量
沙丁胺醇	盐酸左沙丁胺醇雾化吸入溶液	3ml：0.31mg（按 $C_{13}H_{21}NO_3$ 计） 3ml：0.63mg（按 $C_{13}H_{21}NO_3$ 计） 3ml：1.25mg（按 $C_{13}H_{21}NO_3$ 计）	1. 6~11 岁儿童：推荐剂量为每次 0.31mg，每日 3 次，雾化吸入。常规剂量不超过每次 0.63mg，每日 3 次 2. 12 岁以上青少年及成人：推荐起始剂量为每次 0.63mg，每日 3 次，每次间隔 6~8 小时，雾化吸入 3. 12 岁以上严重哮喘患者或对每次 0.63mg 剂量反应不佳的患者，可以考虑每次 1.25mg，每日 3 次
特布他林	硫酸特布他林吸入粉雾剂	500μg	单次剂量范围250~500μg，4~6 小时一次，严重病人，单剂量可增加至1500μg，24 小时内最高吸入量不能大于 12 吸（500μg/吸，即 6mg），需要多次吸入时，每吸间隔时间约 2~3 分钟
	硫酸特布他林雾化吸入用溶液	2ml：5mg	成人及 20kg 以上儿童：经雾化器吸入 1 个小瓶即 5mg（2ml）的药液，每日给药 3 次；20kg 以下儿童：经雾化器吸入半个小瓶即 2.5mg（1ml）的药液，每日最多可给药 4 次
丙卡特罗	盐酸丙卡特罗气雾剂	200 揿。每瓶总量 18.722g，内含盐酸丙卡特罗 2mg；每揿含盐酸丙卡特罗 10μg	成人每日 2 次，每次吸 1~2 揿

药物	剂型	规格	NMPA 批准推荐剂量
长效 β₂ 受体激动剂（LABA）			
奥达特罗	奥达特罗吸入喷雾剂	60 喷，每喷含盐酸奥达特罗 2.7μg（相当于 2.5μg 奥达特罗），药液浓度含盐酸奥达特罗 0.248mg/ml（相当于 0.226mg/ml 奥达特罗）	奥达特罗 5μg，通过能倍乐吸入器在每日相同时间吸入，每日 1 次，每次 2 喷
沙美特罗	昔萘酸沙美特罗气雾剂	每瓶 14g，内含昔萘酸沙美特罗 7.25mg（相当于沙美特罗 5mg），每揿释药 36.25μg（相当于沙美特罗 25μg），每瓶 200 揿	喷雾吸入，每日 2 次，每次 1~2 揿
福莫特罗	富马酸福莫特罗吸入粉雾剂	每吸 4.5μg，60 吸 / 支 每吸 9.0μg，60 吸 / 支	吸入给药，剂量应个体化，尽量使用最低有效剂量，每天最多可吸 36μg 1. 一日 1 次或 2 次，一次 4.5~9μg，早晨和（或）晚间给药 2. 有些患者须提高剂量，一日 1~2 次，一次 9~18μg 哮喘夜间发作，可于晚间给药一次
	富马酸福莫特罗吸入溶液	2ml：20μg	雾化吸入给药，推荐剂量为一次 1 支（20μg），一日 2 次，早晚各一次（两次给药间隔约为 12 小时）。每日推荐总剂量不超过 2 支（40μg）

药物	剂型	规格	NMPA 批准推荐剂量
茚达特罗	马来酸茚达特罗吸入粉雾剂	150μg（以 $C_{24}H_{28}N_2O_3$ 计）	每次使用一粒 150μg 胶囊的内容物，每日 1 次。谨遵医嘱增加剂量
短效抗胆碱能药物（SAMA）			
异丙托溴铵	异丙托溴铵吸入气雾剂	每瓶 200 揿，每揿含 21μg（以 $C_{20}H_{30}BrNO_3 \cdot H_2O$ 计）或 20μg（以 $C_{20}H_{30}BrNO_3$ 计）；14.6g：5.46mg（以 $C_{20}H_{30}BrNO_3 \cdot H_2O$ 计）	口腔吸入给药 预防和长期治疗：每次 1~2 揿，每日数次；平均每日剂量：每次 1~2 揿，每日 3~4 次；每天总的剂量不得超过 12 揿
	吸入用异丙托溴铵溶液	2ml：0.25mg（按 $C_{20}H_{30}BrNO_3$ 计）；2ml：0.5mg（按 $C_{20}H_{30}BrNO_3$ 计）	雾化吸入，用于成人及 12 岁以上儿童 1. 维持治疗：每次 1 个单剂量小瓶，每天 3~4 次 2. 12 岁以下儿童：每日剂量超过 1mg 无水异丙托溴铵时，应在医疗监护下用药 3. 6 岁以下儿童：由于此年龄组的用药经验较少，以下推荐剂量应在医疗监护下给予：每次 1 个单剂量小瓶。急性发作治疗：每次 1 个单剂量小瓶；患者病情稳定前可重复给药。给药间隔可由医师决定 4. 日剂量超过 2mg 无水异丙托溴铵时，应在医疗监护下给药

药物	剂型	规格	NMPA 批准推荐剂量
长效抗胆碱能药物（LAMA）			
噻托溴铵	噻托溴铵粉吸入剂	18μg（按噻托铵计，相当于噻托溴铵一水合物22.5μg）	口腔吸入 每日1次，每次应用HandiHaler（药粉吸入器）吸入装置吸入一粒胶囊
	噻托溴铵吸入喷雾剂	每瓶60喷，每喷含噻托铵2.5μg，药液浓度含噻托铵0.2262mg/ml	成人的推荐剂量是噻托溴铵5μg，每日1次，每次吸入2喷
吸入性糖皮质激素（ICS）			
布地奈德	布地奈德气雾剂	20mg，200μg/揿，100揿/瓶	喷雾吸入，剂量应个体化 1.成人：一日200~1600μg，分成2~4次使用（较轻微的病例一日200~800μg，较严重的则是一日800~1600μg） 2.非激素依赖的患者：对支气管分泌黏液过多的，开始时可同时给予一个短期（约2周）口服激素的治疗 3.激素依赖的患者：在开始由口服激素改用布地奈德气雾剂时，病人应处于相对稳定期。大剂量布地奈德气雾剂应与口服激素合用十天左右，随后口服激素可逐渐减至最低剂量

药物	剂型	规格	NMPA 批准推荐剂量
布地奈德	布地奈德粉吸入剂	0.1mg/吸，200吸/支/盒	推荐起始剂量： 1. 对无激素治疗或吸入糖皮质激素的，一次 200~400μg，一日 1 次；或一次 100~400，一日 2 次 2. 对口服糖皮质激素的，一次 400~800μg，一日 2 次 3. 最高推荐剂量为一次 800μg，一日 2 次
	布地奈德吸入气雾剂	每瓶 200 揿，每揿含布地奈德 200μg	重度哮喘每日 2~4 次，每次 2 揿（200μg）；每日最高剂量可增加至 1600μg 维持剂量因人而异，应为能控制哮喘症状的最小剂量：通常每日 1 次，每次 2 揿（200μg）
	吸入用布地奈德混悬液	（1）2ml∶0.5mg （2）2ml∶1mg	1. 成人：起始剂量、严重哮喘期或减少口服糖皮质激素时的剂量：一次 1~2mg，一日 2 次，维持剂量一次 0.5~1mg，一日 2 次 2. 儿童：起始剂量、严重哮喘期或减少口服糖皮质激素时的剂量一次 0.5~1mg，一日 2 次，维持剂量一次 0.25~0.5mg，一日 2 次
倍氯米松	丙酸倍氯米松气雾剂	每瓶 200 揿，每揿含丙酸倍氯米松 50μg	一般一次喷药一次 50~100μg，每日 3~4 次，每日最大量不超过 1000μg
	吸入用丙酸倍氯米松混悬液	2ml∶0.8mg	单剂量药瓶经雾化器给药，每次 1 支，每天 1~2 次

药物	剂型	规格	NMPA 批准推荐剂量
氟替卡松	丙酸氟替卡松吸入气雾剂	（1）每瓶 120 揿，每揿含丙酸氟替卡松 50μg （2）每瓶 60 揿/120 揿，每揿含丙酸氟替卡松 125μg	只能经口腔吸入。对吸气和吸药同步进行有困难的病人可以借助储物罐 成人及 16 岁以上儿童：一次 100~1000μg，一日 2 次。通常为每次 2 揿，每日 2 次 初始剂量：轻度哮喘一次 100~250μg，一日 2 次，中度哮喘一次 250~500μg，一日 2 次，重度哮喘一次 500~1000μg，一日 2 次
	丙酸氟替卡松雾化吸入用混悬液	2ml：500μg	本品不用于成人
环索奈德	环索奈德气雾剂	每瓶 100 揿，每揿含环索奈德 100~200μg	只用于口腔吸入。起始剂量也是最大剂量，一天 200μg，维持剂量可以减少到 100μg
短效抗胆碱能药 + 短效 β₂ 受体激动剂（SAMA+SABA）			
异丙托溴铵/沙丁胺醇	吸入用复方异丙托溴铵溶液	2.5ml：异丙托溴铵 0.5mg（按 $C_{20}H_{30}BrNO_3$ 计）与沙丁胺醇 2.5mg（按 $C_{13}H_{21}NO_3$ 计）	雾化吸入 急性发作期：大部分情况下 1 小瓶即治疗剂量能缓解症状。对于严重的病例，1 小瓶治疗剂量不能缓解症状时，可使用 2 小瓶药物进行治疗 维持治疗期：每天 3~4 次，每次使用 1 小瓶

药物	剂型	规格	NMPA 批准推荐剂量
异丙托溴铵 / 沙丁胺醇	复方异丙托溴铵气雾剂	每瓶 14g（10ml），含异丙托溴铵一水合物 4.2mg 和硫酸沙丁胺醇 24mg；每揿含异丙托溴铵一水合物 21μg 和硫酸沙丁胺醇 120μg。每瓶总揿次为 200 揿	口腔吸入。成人（包括老年人）：一次 2 揿，一日 4 次。需要时可用至最大剂量，即 24 小时内 12 揿

长效抗胆碱能药 + 长效 β_2 受体激动剂（LAMA+LABA）			
噻托溴铵 / 奥达特罗	噻托溴铵奥达特罗吸入喷雾剂	每瓶 60 喷，每喷含噻托溴铵 2.5μg（相当于噻托溴铵一水合物 3.124μg）和奥达特罗 2.5μg（相当于盐酸奥达特罗 2.736μg）	推荐剂量为噻托溴铵 5μg 和奥达特罗 5μg，每日 1 次，每次吸入 2 揿，每日在相同的时间通过能倍乐吸入器吸入，不得超过推荐剂量
格隆溴铵 / 福莫特罗	格隆溴铵福莫特罗吸入气雾剂	每罐 120 揿，每揿含格隆铵 7.2μg 与富马酸福莫特罗（以二水合物计）5.0μg	经口吸入。一次 2 揿，一日 2 次（如漏用 1 剂，不得使用双倍剂量以弥补漏用剂量）
格隆溴铵 / 茚达特罗	茚达特罗格隆溴铵吸入粉雾剂用胶囊	每粒含马来酸茚达特罗 110μg（以 $C_{24}H_{28}N_2O_3$ 计）和格隆溴铵 50μg（以 $C_{19}H_{28}NO_3$ 计）	经口吸入给药，胶囊不得口服。每日 1 次，每次吸入一粒胶囊的药物，且一天中不得超过 1 次用量
乌美溴铵 / 维兰特罗	乌美溴铵维兰特罗吸入粉雾剂	乌美溴铵（以乌美铵计）62.5μg 与三苯乙酸维兰特罗（以维兰特罗计）25μg	吸入给药。推荐剂量和最大剂量是每日 1 次，每次 1 剂

药物	剂型	规格	NMPA 批准推荐剂量
吸入性糖皮质激素 + 长效 β₂ 受体激动剂（ICS+LABA）			
布地奈德/福莫特罗	布地奈德福莫特罗吸入粉雾剂	每吸含布地奈德80μg和二水合富马酸福莫特罗4.5μg；或布地奈德160μg和二水合富马酸福莫特罗4.5μg	1.哮喘 （1）抗炎缓解治疗（轻度哮喘患者）：患者应根据症状需要吸入。单次使用不得超过6吸。每日总剂量通常不得超过8吸，但可暂时性增加至12吸 （2）抗炎缓解加维持治疗：按需吸入可快速缓解症状并改善总体哮喘控制成人和青少年（12岁及以上）：推荐维持剂量每日2吸，早晨和晚间各一吸，或者早晨或晚间吸入2吸。每日总剂量通常不得超过8吸，但可暂时性增加至12吸 （3）维持治疗1~2吸/次，一日2次。有些患者可能需要使用量达到4吸/次，一日2次 2.慢阻肺：成人2吸/次，一日2次
倍氯米松/福莫特罗	倍氯米松福莫特罗吸入气雾剂	每瓶120撳，每撳含丙酸倍氯米松100μg和富马酸福莫特罗6μg	吸入使用，每日2次，每次1或2撳。每日最大剂量为4撳。剂量因人而异

药物	剂型	规格	NMPA 批准推荐剂量
氟替卡松/沙美特罗	沙美特罗替卡松吸入气雾剂	每瓶 60 揿 /120 揿，每揿沙美特罗昔萘酸盐和丙酸氟替卡松含量如下： （1）25μg/50μg （2）25μg/125μg （3）25μg/250μg	成人和 12 岁及 12 岁以上的青少年经口腔吸入给药。每日 2 次
氟替卡松/维兰特罗	糠酸氟替卡松维兰特罗吸入粉雾剂	（1）糠酸氟替卡松维兰特罗吸入粉雾剂（Ⅱ）：糠酸氟替卡松 100μg 与三苯乙酸维兰特罗（以维兰特罗计）25μg （2）糠酸氟替卡松维兰特罗吸入粉雾剂（Ⅲ）：糠酸氟替卡松 200μg 与三苯乙酸维兰特罗（以维兰特罗计）25μg	吸入给药 1. 哮喘：成人每日 1 次，一次 1 剂（100μg/25μg）。如果在两次给药之间出现了哮喘症状，应该吸入短效 β_2 受体激动剂用于迅速缓解症状。最大推荐剂量可考虑增加至 200μg/25μg，每日 1 次 2. 慢性阻塞性肺病（COPD）：成人每日 1 次，一次 1 剂

吸入性糖皮质激素 + 长效抗胆碱能药 + 长效 β_2 受体激动剂（ICS +LAMA+LABA）

药物	剂型	规格	NMPA 批准推荐剂量
氟替卡松/乌美溴铵/维兰特罗	氟替美维吸入粉雾剂	糠酸氟替卡松 100μg、乌美溴铵（以乌美铵计）62.5μg 与三苯乙酸维兰特罗（以维兰特罗计）25μg	经口吸入。每日 1 次，每次 1 吸。每日不要超过 1 次

药物	剂型	规格	NMPA 批准推荐剂量
布地奈德/格隆溴铵/福莫特罗	布地格福吸入气雾剂	（1）每瓶 120 揿，每揿含布地奈德 160μg、格隆溴铵 7.2μg 和富马酸福莫特罗 4.8μg （2）每瓶 56 揿，每揿含布地奈德 160μg、格隆溴铵 7.2μg 和富马酸福莫特罗 4.8μg	经口吸入。每日 2 次，每次 2 吸
黏液溶解剂			
乙酰半胱氨酸	吸入用乙酰半胱氨酸溶液	3ml：0.3g	每次 1 安瓿（3ml），每天 1~2 次，持续 5~10 天，可根据病人的临床反应和治疗效果对用药的相关剂量和次数进行调整。不区别成人和儿童的使用剂量
黏液调节剂			
氨溴索	吸入用盐酸氨溴索溶液	2ml：15mg	12 岁以上儿童及成人：每次 2~3ml，一日吸入 1~2 次（15~45mg/d）；2~12 岁儿童：每次 2ml，一日吸入 1~2 次（15~30mg/d）；6 个月~2 岁儿童：每次 1ml，一日吸入 1~2 次（7.5~15mg/d）；推荐用药周期为 7 天，具体使用时间可遵医嘱，根据患者的症状延长或者缩短

三、适用人群

1. 哮喘

哮喘长期治疗药物可分为控制性药物、缓解性药物和重度哮喘的添加药物。长期维持治疗，首先推荐定量吸入器或干粉吸入器治疗，病情较重者，需要大剂量药物治疗或不能正确使用者，可考虑通过雾化吸入给药。

哮喘急性发作的初始治疗包括重复吸入短效支气管扩张剂、吸入或全身应用糖皮质激素等。联合雾化吸入支气管舒张剂和糖皮质激素治疗，可明显降低住院率。

2. 慢性阻塞性肺疾病

根据慢阻肺的综合评估采取相应的药物治疗，吸入性支气管扩张剂是慢阻肺的首选药物，根据不同的症状及风险分层，初始治疗方案有所区别。若初始治疗有效，且没有出现明显的药物不良反应或病情恶化，可在同一水平维持长期规律治疗。若最初治疗后仍有持续存在的症状，或某些症状改善不大，可能需要改变治疗策略，给予调整治疗方案。慢阻肺患者气流受限程度不一，选择适宜的吸入装置和指导正确的吸入方法也至关重要。吸入装置操作比较复杂，装置使用错误非常普遍，患者依从性不佳也是很大的问题，影响治疗的效果。因此，对慢阻肺的治疗需重视患者的用药教育及全程管理。

3. 支气管扩张症

支气管扩张症常常合并气流阻塞及气道高反应性，可按需使用支气管舒张剂和吸入性糖皮质激素雾化治疗，使用药物及选择参照下文慢阻肺急性加重部分。

4. 慢性支气管炎

慢性支气管炎急性发作期治疗方案包括控制感染、镇咳祛痰和平喘，缓解期治疗包括戒烟、预防感冒等。对于症状显著、常规治疗效果欠佳的患者可以使用雾化吸入药物如吸入性糖皮质激素、支气管舒张剂和祛痰药，促进患者恢复。

5. 激素敏感性咳嗽

咳嗽变异性哮喘治疗原则与典型哮喘相同，吸入性糖皮质激素联合支气管舒张剂治疗比单用吸入性糖皮质激素或支气管舒张剂治疗能更有效缓解咳嗽症状，建议治疗至少 8 周以上，部分患者需长期治疗。常用吸入性糖皮质激素如布地奈德混悬液为一次 1.0~2.0mg，一日 2 次，效果不佳时可用白三烯受体拮抗剂。

嗜酸性细胞性支气管炎对糖皮质激素治疗反应良好，建议首选吸入性糖皮质激素治疗，持续 8 周以上。一般吸入中等剂量吸入性糖皮质激素进行治疗，如布地奈德混悬液一次 2.0mg，一日 2 次。

变异性咳嗽对糖皮质激素或抗组胺药物治疗亦有效，吸入性糖皮质激素治疗 4 周以上。常用吸入性糖皮质激素，如布地奈德混悬液剂量为一次 2.0mg，一日 2 次。

6. 耳鼻咽喉头颈外科相关疾病

急性会咽炎、急性喉炎是喉科的急重症，以会厌－喉高度水肿为特征。治疗以全身使用抗菌药物和糖皮质激素为主，联合高剂量吸入激素是非常重要的治疗手段。如布地奈德混悬液一次 2~4mg，可迅速缓解会厌及喉部水肿。

四、药物相互作用

药物相互作用是指同时或相继使用两种或两种以上药物时，由于药物之间的相互影响而导致其中一种或几种药物作用的强弱、持续时间甚至性质发生不同程度改变的现象。临床上，药物相互作用对患者的影响有三种情况：有益、无关紧要和有害。掌握药物相互作用的规律，利用有益的药物相互作用，避免有害的药物相互作用，对避免联合用药的不良反应，获得预期的治疗效果极为重要。对吸入用呼吸系统药物的相互作用总结如表 3-3 所示。

表3-3　吸入用呼吸系统治疗药物的药物相互作用

剂型	药物相互作用
（左）沙丁胺醇	
硫酸沙丁胺醇吸入气雾剂/吸入用硫酸沙丁胺醇溶液/盐酸左沙丁胺醇雾化吸入溶液/硫酸沙丁胺醇吸入粉雾剂	1. 与β受体拮抗剂的相互作用 可抑制沙丁胺醇和其他支气管扩张剂的支气管扩张作用，这类药物不应该用于哮喘患者，因为它们可能增加气道阻力。不应与非选择性的β受体拮抗剂合用。与其他拟交感药物联合使用时，应注意过度的拟交感作用的产生 2. 心电图变化或低血钾 与黄嘌呤衍生物、利尿剂、皮质类固醇或茶碱类药物合用，可能增加低钾血症和高糖血症出现的危险。同时应用其他肾上腺素受体激动剂，作用增加，但不良反应也增加 3. 与地高辛的相互作用 健康受试者服用地高辛10天后，单剂量静脉注射和口服外消旋沙丁胺醇，其血清中地高辛浓度平均下降了16%和22%，高剂量的沙丁胺醇所伴有的低钾血症能增加洋地黄苷诱发心律失常的发生率 4. 与三环类抗抑郁药和单胺氧化酶抑制剂的相互作用 使沙丁胺醇对心血管系统的作用增强，应该在接受治疗早期对患者进行监测
特布他林	
硫酸特布他林吸入粉雾剂	1. 与其他肾上腺素受体激动剂的相互作用 作用增加，但不良反应也增加 2. 与β受体拮抗剂（用于治疗高血压和其他心血管疾病）的相互作用 可以降低特布他林的作用，而导致哮喘的发作 3. 与三环类抗抑郁药的相互作用 可能导致高血压和其他对心脏有害的作用 4. 与单胺氧化酶（MAO）抑制剂的相互作用 可能导致高血压和其他对心脏有害的作用 5. 与其他吸入支气管舒张药的相互作用 增加对心脏的损害

续表

剂型	药物相互作用
硫酸特布他林吸入粉雾剂	6. 与茶碱的相互作用 可增加舒张支气管平滑肌作用，但不良反应也增加 7. 与咖啡因的相互作用 可能增加心脏的副作用
硫酸特布他林雾化吸入用溶液	1. 与氟烷、异氟烷、安氟醚、地氟烷和七氟烷的相互作用 使用 β_2 受体激动剂的患者必须谨慎使用卤化麻醉剂，因为它们会增加心律失常的风险。二者联用需调整剂量。如有可能，应至少在预定使用卤化麻醉剂进行麻醉之前 6 小时停用特布他林治疗 2. 与 β 受体拮抗剂的相互作用 β 受体拮抗剂（包括滴眼液），特别是非选择性 β 受体拮抗剂会部分或完全抑制 β_2 受体激动剂的作用 3. 与钾消耗剂的相互作用 由于 β 受体激动剂的低钾血症作用，应在仔细评估药物效益与风险后，尤其是低钾血症导致心律失常等风险增加，谨慎合用利尿剂、甲基黄嘌呤和糖皮质激素等增加低钾血症风险的钾消耗剂。联合用药可能需要剂量调整
丙卡特罗	
盐酸丙卡特罗气雾剂	与肾上腺素及异丙肾上腺素等儿茶酚胺类药并用时可能发生心律失常和心脏停搏
异丙托溴铵	
异丙托溴铵吸入气雾剂 / 吸入用异丙托溴铵溶液	1. 与其他抗胆碱能药物长期合并用药的相互作用 如果同时使用其他抗胆碱能类药物，如含哌仑西平的药物，治疗效果和不良反应均会更加显著 2 与 β 受体激动剂和黄嘌呤类制剂（如茶碱）的相互作用 可增强该药的作用

剂型	药物相互作用
奥达特罗	
奥达特罗吸入喷雾剂	1. 与其他肾上腺素能药物的相互作用 可能会增强本品的不良反应 2. 与黄嘌呤衍生物、类固醇激素或非保钾类利尿剂的相互作用 可能会增强肾上腺素能受体激动剂的降血钾效应 3. 与 β 受体激动剂的相互作用 可使非保钾利尿剂（如噻嗪类利尿剂等）导致的心电图（ECG）变化和（或）低钾血症急性恶化，特别是超出 β 受体激动剂的推荐剂量时 4. 与 β 受体拮抗剂的相互作用 可能削弱或拮抗本药的作用 5. 与单胺氧化酶抑制剂、三环类抗抑郁药或其他已知延长 Q-Tc 间期药物 会增强本品对心血管系统的作用
福莫特罗	
富马酸福莫特罗吸入粉雾剂 / 富马酸福莫特罗吸入溶液	1. 与其他拟交感神经药的相互作用 如 β₂ 受体激动剂或麻黄碱合并治疗可能会增加本药的不良作用，需要剂量滴定 2. 与黄嘌呤衍生物、甾体类或利尿药（如噻嗪类和髓袢利尿剂）的相互作用 合并治疗可能会增强 β₂ 受体激动剂罕见的低钾血不良反应。对于正在使用洋地黄糖苷的患者，低钾血可能会增加心律失常发生率 3. 与其他已知延长 Q-T 间期类药物的相互作用 理论上会增加与福莫特罗发生药效相互作用的风险，也会增加发生室性心律失常的潜在风险。此类药物包括抗阻胺药（如特非那定、阿司咪唑、咪唑斯汀）、抗心律失常药物（如奎尼丁、丙吡胺、普鲁卡因胺）、红霉素和三环类抗抑郁药

剂型	药物相互作用
富马酸福莫特罗吸入粉雾剂 / 富马酸福莫特罗吸入溶液	4. 与卤代烃类麻醉药的相互作用 发生心律失常的危险增高 5. 与抗胆碱能药物的相互作用 福莫特罗支气管扩张作用增强 6. 与 β 受体拮抗剂的相互作用 能减弱或抑制本品的作用
沙美特罗	
昔萘酸沙美特罗气雾剂	不宜同时使用非选择性 β 受体拮抗剂、单胺氧化酶抑制剂及三环类抗抑郁药
茚达特罗	
马来酸茚达特罗吸入粉雾剂	1. 与拟交感神经药物的相互作用 与其他拟交感神经药物（单剂或复方制剂的成分）合用时，可能会使不良反应增加。不应与其他长效 β_2 受体激动剂或含有长效 β_2 受体激动剂的药品合用 2. 与致低血钾的药物的相互作用 与甲基黄嘌呤衍生物、类固醇或非保钾利尿剂合用可能会增强潜在的低血钾效应 3. 与 β 受体拮抗剂的相互作用 除非有迫切需求，不应与 β 受体拮抗剂（包括滴眼剂）合用，需要时，应该首选心脏选择性的 β 受体拮抗剂，但亦应慎用 4. 与非保钾利尿剂的相互作用 建议谨慎合用本品和非保钾利尿剂 5. 与单胺氧化酶抑制剂，三环类抗抑郁药和延长 Q-Tc 间期的药物的相互作用 应谨慎地用于正在服用单胺氧化酶抑制剂、三环类抗抑郁药或其他已知能够延长 Q-Tc 间期的药物的患者，因为这些药物可能增加室性心律失常的风险。 6. 与代谢和转运蛋白药物的相互作用 CYP 3A4 和 P- 糖蛋白（P-gp）可抑制茚达特罗清除，使茚达特罗的全身暴露量增加达 2 倍

剂型	药物相互作用
	异丙托溴铵 / 沙丁胺醇
吸入用复方异丙托溴铵溶液 / 复方异丙托溴铵气雾剂	1. 与黄嘌呤衍生物及其他的 β 肾上腺素能类和抗胆碱能类药物的相互作用 可增加药物副作用 2 与黄嘌呤衍生物，糖皮质激素和利尿剂的相互作用 可加重由 β₂ 受体激动剂引起的低钾血症。对有严重气道阻塞的患者要特别重视 3. 与地高辛的相互作用 可增加低钾血症患者服用地高辛出现心律失常的危险，建议监测血钾水平。 4. 与 β 受体拮抗剂的相互作用 可使支气管扩张效果显著降低 5. 与单胺氧化酶抑制剂或三环类抗抑郁药治疗的相互作用 应慎联用 6. 与吸入卤化羟类麻醉剂如卤烷、三氯乙烯和安氟醚的相互作用 可以增加 β 受体激动剂对心血管作用的易感性
	布地奈德
布地奈德气雾剂 / 布地奈德粉吸入剂 / 吸入用布地奈德混悬液 / 布地奈德吸入气雾剂	1. 与 CYP3A4 强抑制剂的相互作用 考虑将本药长期与酮康唑和其他已知的强效 CYP3A4 抑制剂（如利托那韦、阿扎那韦、克拉霉素、茚地那韦、伊曲康唑、奈法唑酮、奈非那韦、沙奎那韦、泰利霉素）联合用药时应谨慎，可能增加布地奈德的全身暴露 2. 与雌激素和避孕类固醇的相互作用 血浆中皮质类固醇浓度升高且效果增强，但布地奈德和同时摄入低剂量复方口服避孕药未观察到这一效果。 3. 由于可能抑制肾上腺功能，因此对垂体功能不全患者进行 ACTH 刺激试验可能出现假阳性结果（低值）

_{注：}

剂型	药物相互作用
布地奈德气雾剂 / 布地奈德粉吸入剂 / 吸入用布地奈德混悬液 / 布地奈德吸入气雾剂	4. 布地奈德吸入气雾剂含有少量乙醇。理论上对于特别敏感的患者，如使用双硫仑或甲硝唑，可能发生药物相互作用

倍氯米松	
丙酸倍氯米松气雾剂 / 吸入用丙酸倍氯米松混悬液	1. 可能对人甲状腺对碘的摄取、清除和转化率有影响 2. 胰岛素能与本药产生拮抗作用，糖尿病患者应注意调整用药剂量 3. 与 CYP3A4 酶抑制剂的相互作用：利托那韦、考比泰特等不能完全排除全身性效应的可能，应谨慎并合理监测

氟替卡松	
丙酸氟替卡松吸入气雾剂 / 丙酸氟替卡松雾化吸入用混悬液	与 CYP3A4 酶抑制剂的相互作用：同时服用 P450 3A4 肝酶强抑制剂（如酮康唑）时，应注意有可能造成丙酸氟替卡松系统暴露的增加。与利托那韦同时使用需谨慎，以免引起全身性糖皮质激素效应

环索奈德	
环索奈德气雾剂	CYP450 3A4 强抑制剂（如酮康唑、蛋白酶抑制剂利托那韦）可增加本药 / 代谢物 M1 的血浆水平

布地奈德 / 福莫特罗	
布地奈德福莫特罗吸入粉雾剂	1. 与 CYP3A4 的强抑制剂的相互作用 酮康唑、伊曲康唑、伏立康唑、泊沙康唑、克拉霉素、泰利霉素、奈法唑酮和 HIV 蛋白酶抑制剂等会显著增加布地奈德的血药浓度，应避免合并使用。如果必须合并使用抑制剂和布地奈德，两药使用的间隔时间应尽量长。

剂型	药物相互作用
布地奈德福莫特罗吸入粉雾剂	2. 与可导致低钾血症的药物或能促进低钾血症药物的相互作用 使用高剂量 β_2 受体激动剂可能会导致严重低钾血症。同时使用黄嘌呤衍生物、激素和利尿药，会增加 β_2 受体激动剂产生低钾血症的可能性 3. 与 β 受体拮抗剂的相互作用 能减弱或抑制福莫特罗的作用 4. 与可延长 Q-Tc 间期药物的相互作用 奎尼丁、丙吡胺、普鲁卡因胺、吩噻嗪、抗组胺药（特非那定）和三环类抗抑郁药使用可延长 Q-Tc 间期，并增加室性心律不齐的危险 5. 与左旋多巴，左甲状腺素，催产素和酒精的相互作用 可损害心脏对 β_2 拟交感神经药的耐受性 6. 与单胺氧化酶抑制剂的相互作用 可能会突然引起高血压反应 7. 与卤代烃麻醉的相互作用 发生心律不齐的危险增高 8. 与其他 β 肾上腺素药物或抗胆碱能药物的相互作用 有潜在的扩支气管协同作用 9. 与洋地黄强心苷类的相互作用 正在服用洋地黄类药物的患者，低钾血症可使其发生心律失常的可能性增加
替卡松 / 沙美特罗	
沙美特罗替卡松吸入气雾剂	1. 与 β 受体拮抗剂的相互作用 可能减弱或拮抗沙美特罗的作用。在哮喘患者中应避免使用非选择性和选择性 β 受体拮抗剂 2. 与 β_2 受体激动剂的相互作用 可能会导致严重低钾血症。由于同时使用黄嘌呤衍生物、类固醇和利尿剂可能会增强此类效应

续表

剂型	药物相互作用
沙美特罗替卡松吸入气雾剂	3. 与 CYP3A4 抑制剂的潜在相互作用 尽管本药的血药浓度很低，但与其他基质或 CYP3A4 抑制剂的潜在相互作用不容忽略。酮康唑和 SEREVENT（有效成分为沙美特罗）合用时将会导致血浆中沙美特罗的暴露量有意义的增加并导致心电图间期延长。 由于首过效应和肠及肝中细胞色素酶 CYP3A4 的高全身清除作用，通常吸入后丙酸氟替卡松的血药浓度很低。因此，不会出现具有临床意义的由丙酸氟替卡松引起的药物相互作用。临床试验显示，应避免将丙酸氟替卡松与利托那韦合用 研究表明，其他细胞色素酶 CYP3A4 的抑制剂对丙酸氟替卡松全身暴露量增加无影响（红霉素）和轻微影响（酮康唑），血清皮质醇浓度无明显降低。然而，同时服用 CYP3A4 肝酶强抑制剂（如酮康唑）时，应注意有可能造成丙酸氟替卡松全身暴露的增加
倍氯米松 / 福莫特罗	
倍氯米松福莫特罗吸入气雾剂	1. 与 β 受体拮抗剂（包括滴眼液）的相互作用 福莫特罗的效应可能被减弱或抵消 2. 与茶碱或其他 β 肾上腺素能药物的相互作用 有潜在风险，叠加应谨慎。 3. 与可能延长 Q-Tc 间期和增加室性心律失常风险的药物合用 奎尼丁、丙吡胺、普鲁卡因胺、酚噻嗪类、抗组胺药、单胺氧化酶抑制剂、三环类抗抑郁药可能延长 Q-Tc 间期和增加室性心律失常的风险 4. 与左旋多巴、左旋甲状腺素、催产素和乙醇的相互作用 可能削弱心脏对 β_2 拟交感神经药物的耐受性

剂型	药物相互作用
倍氯米松福莫特罗吸入气雾剂	5. 与单胺氧化酶抑制剂及有类似特性的药物（如呋喃唑酮、甲基苄肼）的相互作用 可能促发高血压反应 6. 与卤代类麻醉药的相互作用 有增加心律失常的风险 7. 与黄嘌呤衍生物、类固醇或利尿剂的相互作用 可能增加 β_2 受体激动剂潜在的低血钾效应 8. 药物含有少量乙醇，对于特别敏感的患者，如果同时服用双硫仑或甲硝唑理论上有可能发生相互作用
氟替卡松 / 维兰特罗	
糠酸氟替卡松维兰特罗吸入粉雾剂	1. 与 β 受体拮抗剂的相互作用 可能减弱或拮抗 β_2 受体激动剂的作用 2. 与 CYP3A4 抑制剂的相互作用 糠酸氟替卡松和维兰特罗都具有广泛的首过效应，通过肝酶 CYP3A4 介导而快速清除，强效 CYP3A4 抑制剂（如酮康唑、利托那韦）应避免联合应用 3. 与 P– 糖蛋白抑制剂的相互作用 糠酸氟替卡松和维兰特罗都是 P– 糖蛋白（P-gp）底物。尚未进行特定 P-gp 抑制剂联合应用糠酸氟替卡松的临床药理学研究 4. 与拟交感神经药物的相互作用 与其他拟交感神经药物（单用或作为联合治疗一部分）联合应用可能增加不良反应
格隆溴铵 / 福莫特罗	
格隆溴铵福莫特罗吸入气雾剂	1. 与肾上腺素类药物的相互作用 福莫特罗可能会增强拟肾上腺素药交感神经作用 2. 与黄嘌呤衍生物、甾体类或利尿药的相互作用 合并应用可增强 β_2 受体激动剂的降血钾作用

剂型	药物相互作用
格隆溴铵福莫特罗吸入气雾剂	3. 与非保钾利尿剂的相互作用 β_2 受体激动剂会导致非保钾利尿剂引起的心电图（ECG）变化和（或）低钾血症出现急性加重 4. 与单胺氧化酶抑制剂、三环类抗抑郁药、Q-Tc 间期延长药的相互作用 上述药物可能会加强肾上腺素受体激动剂对心血管系统的作用。与可延长 Q-Tc 间期的药物合用可导致室性心律失常风险升高 5. 与 β 受体拮抗剂的相互作用 会导致 COPD 患者发生重度支气管痉挛 6. 与抗胆碱药的相互作用 可能出现叠加相互作用。因此，应避免本药与其他含抗胆碱能药的合用，否则可能导致抗胆碱能药物的不良反应增加
乌美溴铵 / 维兰特罗	
乌美溴铵维兰特罗吸入粉雾剂	1. 与 β 受体拮抗剂的相互作用 可能减弱或拮抗 β_2 受体激动剂（如维兰特罗）的作用 2. 与影响代谢和转运体的相互作用 维兰特罗是细胞色素 P450 3A4（CYP3A4）的底物。合并使用强效 CYP3A4 抑制剂（如酮康唑、克拉霉素、伊曲康唑、利托那韦、泰利霉素）也许会抑制维兰特罗的代谢并增加其全身暴露量 乌美溴铵和维兰特罗均是 P- 糖蛋白转运体（P-gp）的底物。与 P-gp 抑制剂合用时，无预期的临床相关的药物相互作用 3. 与其他抗毒蕈碱或拟交感神经药物的相互作用 尚未研究并且不推荐乌美溴铵 / 维兰特罗与其他长效毒蕈碱拮抗剂、长效 β_2 受体激动剂或含有其中一种制剂合用，因为可能增加已知的吸入性毒蕈碱受体拮抗剂或 β_2 受体激动剂的不良反应

剂型	药物相互作用
乌美溴铵维兰特罗吸入粉雾剂	4. 与引起低钾血症药物的相互作用 与甲基黄嘌呤衍生物、类固醇或非保钾利尿剂合用治疗低钾血症可能增强 β_2 受体激动剂可能的低血钾作用，因此应慎用 5. 与其他 COPD 治疗药物的相互作用 尽管尚未进行正式的体内药物相互作用研究，但乌美溴铵/维兰特罗已与其他 COPD 药物（包括短效拟交感支气管扩张剂）和吸入性糖皮质激素合用，没有药物相互作用的临床证据。
格隆溴铵/茚达特罗	
茚达特罗格隆溴铵吸入粉雾剂胶囊	1. 不推荐合并使用的药物 β 受体拮抗剂、抗胆碱能药物、拟交感神经药物 2. 在与甲基化黄嘌呤衍生物、甾体类或非保钾利尿剂的相互作用 可能增加 β_2 受体激动剂的潜在低血钾作用，因此要慎用 3. 与可延长 Q-Tc 间期药物的相互作用 接受单胺氧化酶抑制剂、三环类抗抑郁药物或已知可延长 Q-T 间期药物的患者应该谨慎应用本药，这些药物可能增加室性心律失常的风险 4. 与影响代谢和转运体的药物相互作用 抑制对茚达特罗清除起主要作用的 CYP3A4 和 P-糖蛋白（P-gp），可使茚达特罗全身暴露量升高达 2 倍。临床上已有以茚达特罗最大推荐剂量的 2 倍给药 1 年的安全性数据，故认为由相互作用导致的暴露量升高的幅度不会增加任何安全性风险 5. 与西咪替丁和其他有机阳离子转运抑制剂的相互作用 预期与格隆溴铵合用时不存在具有临床意义的药物相互作用

剂型	药物相互作用
噻托溴铵 / 奥达特罗	
噻托溴铵奥达特罗吸入喷雾剂	1. 与其他肾上腺素能药物的相互作用 可能会增强药物的不良反应 2. 与黄嘌呤衍生物、类固醇激素或非保钾类利尿剂的相互作用 可能会增强肾上腺素能受体激动剂的降血钾效应 3. 与非保钾利尿剂（如噻嗪类利尿剂等）的相互作用 导致心电图变化和（或）低钾血症急性恶化，特别是超出 β 受体激动剂的推荐剂量时。 4 与 β 受体拮抗剂的相互作用 可能削弱或拮抗本药的作用 5. 与可延长 Q-Tc 间期药物的相互作用 单胺氧化酶抑制剂、三环类抗抑郁药或其他已知延长 Q-Tc 间期药物可能会增强对心血管系统的作用
布地奈德 / 格隆溴铵 / 福莫特罗	
布地格福吸入气雾剂	未做药物相互作用研究 1. 使用本品与某些药物（如非保钾利尿剂、黄嘌呤类药物、全身性激素类药物等）合并用药后可能会加重其低钾血症 2. β 受体拮抗剂（包括滴眼剂）可减弱或抑制福莫特罗的疗效；对于接受可延长 Q-Tc 间期药物治疗时，应谨慎合用
氟替卡松 / 乌美溴铵 / 维兰特罗	
氟替美维吸入粉雾剂	1. 与 β 受体拮抗剂的相互作用 β2 受体拮抗剂可能减弱或拮抗 β2 受体激动剂的作用

剂型	药物相互作用
氟替美维吸入粉雾剂	2. 与 CYP3A4 抑制剂的相互作用 氟替卡松和维兰特罗均通过 CYP3A4 酶介导的广泛首过代谢迅速清除。应避免与强效 CYP3A4 抑制剂（如酮康唑、利托那韦）联合给药，除非其获益大于增加的全身性糖皮质激素引起的不良反应风险 3. 与 CYP2D6 抑制剂的相互作用 /CYP2D6 多态性 乌美溴铵是细胞色素 P450 2D6（CYP2D6）底物。预计向存在 CYP2D6 活性遗传缺陷的患者（弱代谢者）合并给予本药与 CYF2D6 抑制剂时，不会发生临床相关的药物相互作用 4. 与 P- 糖蛋白抑制剂的相互作用 氟替卡松、乌美溴铵和维兰特罗是 P- 糖蛋白转运蛋白（P-gp）底物。预计合并给予本药与 P-gp 抑制剂时，不会发生临床相关的药物相互作用。未开展特定的 P-gp 抑制剂与 FF 相互作用的临床药理学研究 5. 其他长效抗毒蕈碱药和长效 β_2 受体激动剂 尚未研究本品与其他长效毒蕈碱拮抗剂（LAMA）或长效 β_2 受体激动剂（LABA）合并给药，也不推荐该合并给药，因为这可能增强不良反应 6. 与单胺氧化酶抑制剂和三环类抗抑郁药的相互作用 和其他 β_2 受体激动剂类似，接受单胺氧化酶抑制剂、三环类抗抑郁药或已知可延长 Q-Tc 间期药物治疗的患者及在此类药物停药后 2 周内使用维兰特罗时应非常谨慎，这是因为此类药物可能会增强肾上腺素能受体激动剂对心血管系统的影响。已知可延长 Q-Tc 间期的药会增加发生室性心律失常的风险 7. 抗胆碱能药物 应该避免与其他含有抗胆碱能制剂药物同时使用，以避免抗胆碱能不良反应增加

续表

剂型	药物相互作用
氟替美维吸入粉雾剂	8. 与引起低钾血症药物的相互作用 使用甲基黄嘌呤衍生物、类固醇或非保钾利尿剂进行伴随低钾血症治疗可能会增强 β_2 受体激动剂的低钾血症效应，因此应谨慎

祛痰药

吸入用乙酰半胱氨酸溶液	1. 与引起血压降低药物的相互作用 与硝酸甘油合用会导致明显的低血压并增强颞动脉扩张。如果必须与硝酸甘油合用，应监控患者是否有低血压现象，这可能是严重的低血压，并警告头痛的可能性 2. 与镇咳药的相互作用 镇咳药对咳嗽反射的抑制作用可能会导致支气管分泌物的积聚，不建议二者联合使用 3. 与抗生素联用 当局部使用乙酰半胱氨酸和抗生素时，由于乙酰半胱氨酸和某些抗生素有不相容现象，在这种情况下应用本品应与抗生素分开使用 4. 与支气管扩张剂和血管收缩剂联用 乙酰半胱氨酸可与支气管扩张剂和血管收缩剂联用，但混合后应立即使用，不能存放
吸入用盐酸氨溴索溶液	1. 与镇咳药的相互作用 可能因咳嗽反射减少而出现分泌物危险，因慎重权衡风险获益后合用 2. 与部分抗生素的相互作用 与红霉素、头孢氨苄、土霉素、阿莫西林、头孢呋辛、多西环素等抗生素同时服用，可导致抗生素在支气管肺分泌物和咳痰中浓度升高

第二节 吸入剂型适宜性评价

一、装置选择评估

吸入装置种类繁多，使用不当会导致疾病控制不佳，增加呼吸系统疾病发作风险及吸入药物的不良反应，甚至使患者产生抵触吸入制剂的情绪。因此，正确选择和使用非常重要。

吸入药物的疗效取决于肺内沉积率，而肺内沉积率受药物剂型、给药装置、吸入技术等多种因素影响。一般来讲，干粉吸入装置肺内沉积率高于颗粒定量气雾剂，软雾气雾剂和超细颗粒气雾剂在细支气管及肺泡内沉积率高于干粉剂和标准颗粒定量气雾剂。常见呼入装置比较如表3-4所示。

表3-4 常见吸入装置的特定比较

特性	传统 pMDI	共悬浮技术 pMDI	pMDI+储物罐	DPI	SMI
药物递送					
肺部沉积率（%）	9~20	38~48	10~44	10~28	45~52
微细颗粒含量[a]（%）	26~44	61~69	同 pMDI	7~35	66~75

特性	传统 pMDI	共悬浮技术 pMDI	pMDI+储物罐	DPI	SMI
口咽部沉积率（%）	71~82	52~61[b]	4~31	50~80	15~24
气溶胶持续时间（s）	0.15~0.36	同 pMDI	–	–	1.5
气溶胶运行速度（m/s）[c]	5.1~8.4	同 pMDI	–	–	0.8
剂量重复性好	√	√	√	×	√
装置操作					
吸气流速（L/min）	10~30	10~30	10~30	20~60[d]	10~30
手口协调要求低	×	×	√	√	√
吸气同步驱动	×	×	×	√	×
无需摇匀	×	×	×	√	√
其他特性					
不受湿度影响	√	√	√	×	√
无抛射剂	×	×	×	√	√
便于携带	√	√	×	√	√
有计数器	×	√	×	√	√

注：a. 不同研究的微细颗粒标准不完全一致（≤5.8μm 或 <5μm）。

　　b. 口咽部和胃部的沉积率之和。

　　c. 指距离喷嘴 10cm 处的速度。

　　d. 每个 DPI 的最佳吸气流速不同；pMDI 为加压定量吸入剂，DPI 为干粉吸入剂，SMI 为软雾吸入剂。

二、药物适宜性评估

β_2 受体激动剂可分为短效（维持时间 4~6 小时）、长效（维持时间 10~12 小时）以及超长效（维持时间 24 小时）。长效制剂又分为快速起效的 LABA（如福莫特罗、印达特罗、维兰特罗、奥达特罗）和缓慢起效的 LABA（如沙美特罗）。

短效 β_2 受体激动剂，常用药物有沙丁胺醇、特布他林，可供吸入的药物剂型有气雾剂、干粉剂、雾化溶液等。这类药物能迅速缓解支气管痉挛，通常数分钟内起效，疗效可维持数小时。这类药物应按需使用，不宜长期、单一、过量使用。

LABA 舒张支气管平滑肌的作用可维持 12 小时以上。目前我国临床使用的吸入性 LABA 主要有沙美特罗、福莫特罗，以及超长效的茚达特罗、奥达特罗等，可通过气雾剂、干粉剂等装置给药。福莫特罗起效最快，也可作为缓解药物按需使用。长期单独使用 LABA 有增加哮喘死亡风险，不推荐长期单独使用 LABA 治疗。

ICS+LABA 具有协同抗炎和平喘的作用，可获得相当于或优于加倍剂量 ICS 的疗效，并可增加患者的依从性，减少大剂量 ICS 不良反应，尤其适用于中至重度慢性持续哮喘的长期治疗（表 3-5）。低剂量 ICS+ 福莫特罗复合制剂可作为按需使用药物，包括用于预防运动性哮喘。目前国内临床应用的ICS+LABA复合制剂有不同规格的丙酸氟替卡松/沙美特罗干粉剂、布地奈德/福莫特罗干粉剂、丙酸倍氯米松/福莫特罗气雾剂和糠酸氟替卡松/维兰特罗干粉剂等。

新上市的ICS+LABA+LAMA三联复合制剂糠酸氟替卡松/维兰特罗/乌美溴铵干粉剂、布地奈德/福莫特罗/格隆溴铵气雾剂适用于重度哮喘患者。

表3-5 成人和青少年（12岁及以上）临床常用
ICS每日低、中、高剂量

药物	每日剂量		
	低剂量	中剂量	高剂量
二丙酸倍氯米松（pMDI，标准颗粒，HFA）	200~500	>500~1000	>1000
二丙酸倍氯米松（pMDI，超细颗粒，HFA）	100~200	>200~400	>400
布地奈德（DPI）	200~400	>400~800	>800
环索奈德（pMDI，超细颗粒，HFA）	80~160	>160~320	>320
丙酸氟替卡松（DPI）	100~250	>250~500	>500
丙酸氟替卡松（pMDI，超细颗粒，HFA）	100~250	>250~500	>500
糠酸莫米松（DPI）	200		400
糠酸莫米松（pMDI，超细颗粒，HFA）	200~400		>400
糠酸氟替卡松（DPI）	100		200

注：pMDI：定量气雾吸入剂；HFA：氢氟烷烃抛射剂；DPI：干粉吸入剂。

第三节　超说明书用药管理

　　超说明书用药是指药品使用的适应证、剂量、途径或人群等未在药品监督管理部门批准的药品说明书记载范围内的用法。临床药物治疗中，超说明书用药普遍存在，由此也引发了一系列药品安全性、有效性、医疗责任等问题。吸入用呼吸系统治疗药物的超说明书用药的病种、证据类型及推荐级别总结如 3-6 所示。

表 3-6　吸入用呼吸系统药物超说明书用药

用途	疾病名称	证据类型	推荐意见
沙丁胺醇			
儿童诱导痰	诱导痰	病例对照研究 / 非对照研究，临床指南，专家共识	Ⅱ类
儿童支气管舒张试验	支气管舒张试验	临床指南，专家共识	Ⅱ类
治疗混合气体中毒引起的气管痉挛、水肿	气体中毒	专家共识	Ⅲ类
治疗新型冠状病毒感染引起的呼吸衰竭	新型冠状病毒感染	专家共识	Ⅲ类
治疗儿童支气管肺发育不良	支气管肺发育不良	病例对照研究 / 非对照研究，专家共识	Ⅲ类

用途	疾病名称	证据类型	推荐意见
治疗儿童喘息性支气管炎和肺炎	支气管炎	专家共识	Ⅲ类
治疗儿童毛细支气管炎	支气管炎	专家共识	Ⅲ类
左沙丁胺醇			
治疗或预防儿童可逆性气道阻塞性疾病引起的支气管痉挛	支气管痉挛	美国FDA药品说明书	Ⅰ类
特布他林			
治疗儿童喘息性肺炎	肺炎	专家共识	Ⅲ类
儿童支气管舒张试验	支气管舒张试验	专家共识	Ⅲ类
治疗有哮喘风险因素（有哮喘家族史或个人史）或有早产儿肺部疾病史或重症的儿童毛细支气管炎	支气管炎	专家共识	Ⅲ类
治疗有支气管痉挛表现的临床急性期患儿的支气管肺发育不良	支气管炎	专家共识	Ⅲ类
沙美特罗替卡松吸入气雾剂			
儿童闭塞性细支气管炎	支气管炎	专家共识	Ⅲ类
昔萘酸沙美特罗气雾剂			
尘肺病引起的喘症	尘肺病	专家共识	Ⅲ类
噻托溴铵粉吸入剂			
哮喘的维持治疗	哮喘	美国FDA药品说明书	Ⅰ类

用途	疾病名称	证据类型	推荐意见
噻托溴铵吸入喷雾剂			
哮喘的维持治疗	哮喘	美国 FDA 药品说明书	
布地奈德气雾剂（普米克）、布地奈德粉吸入剂、吸入用布地奈德混悬液、布地奈德吸入气雾剂			
儿童干性咳嗽的诊断性治疗	咳嗽	专家共识	Ⅰ类
儿童变应性咳嗽	咳嗽	临床指南，专家共识	Ⅱ类
儿童感染后咳嗽	咳嗽	专家共识	Ⅲ类
用于治疗儿童百日咳或类百日咳综合征引起的阵发性痉挛性咳嗽	咳嗽	专家共识	Ⅲ类
治疗儿童围术期的气道痉挛	气道痉挛	临床指南，专家共识	Ⅱ类
喉头水肿	喉水肿	专家共识	Ⅲ类
治疗儿童腺样体肥大	腺样体肥大	专家共识	Ⅲ类
防止早产儿支气管肺发育不良	支气管肺发育不良	专家共识	Ⅲ类
丙酸倍氯米松气雾剂、吸入用丙酸倍氯米松混悬液			
用于 COPD 稳定期	COPD	专家共识	Ⅲ类
丙酸氟替卡松吸入气雾剂、丙酸氟替卡松雾化吸入用混悬液			
用于治疗嗜酸性粒细胞性支气管炎引起的咳嗽	咳嗽	临床指南	Ⅱ类

用途	疾病名称	证据类型	推荐意见
治疗嗜酸性细胞性食管炎	食管炎	临床指南，专家共识	II类
围术期气道管理	气道管理	专家共识	III类
COPD	COPD	临床指南，专家共识	III类
治疗闭塞性细支气管炎	支气管炎	专家共识	III类
氨溴索			
治疗干燥综合征	干燥综合征	临床指南，随机对照临床研究	II类
治疗急性肺损伤或急性呼吸窘迫综合征	呼吸窘迫综合征	Meta分析/系统综述，专家共识	II类
预防新生儿呼吸窘迫综合征	新生儿呼吸窘迫综合征	病例对照研究/非对照研究，随机对照临床研究	IV类
预防症状严重的慢性阻塞性肺疾病	慢性阻塞性肺疾病	病例对照研究/非对照研究，专家共识	II类
治疗咽喉疼痛	咽喉疼痛	Meta分析/系统综述，随机对照临床研究	II类
治疗尘肺祛痰	尘肺	专家共识	III类
治疗混合气体中毒痰液黏稠	祛痰	专家共识	III类
治疗上呼吸道感染的祛痰	祛痰	临床指南	II类

用途	疾病名称	证据类型	推荐意见
治疗重度新型冠状病毒感染	新型冠状病毒感染	专家共识	Ⅲ类
减轻部分抗肿瘤药引起的肺毒性	肺毒性	病例对照研究/非对照研究,随机对照临床研究	Ⅳ类
治疗中耳炎	中耳炎	随机对照临床研究	Ⅳ类
预防开胸后肺炎	肺炎	病例对照研究/非对照研究	Ⅲ类
治疗婴幼儿支气管肺炎	肺炎	随机对照临床研究,专家共识	Ⅲ类
围术期清洁呼吸道	围术期清洁呼吸道	病例对照研究/非对照研究,随机对照临床研究,专家共识	Ⅲ类
乙酰半胱氨酸			
治疗对乙酰氨基酚中毒	对乙酰氨基酚中毒	美国FDA药品说明书,专家共识	Ⅰ类
治疗肝炎	肝炎	临床指南,专家共识	Ⅱ类
预防对比剂诱发的肾功能不全	对比剂诱发的肾功能不全	临床指南	Ⅱ类
治疗特发性肺纤维化	肺纤维化	病例对照研究/非对照研究,随机对照临床研究,专家共识	Ⅲ类

续表

用途	疾病名称	证据类型	推荐意见
治疗肝硬化腹水	肝硬化腹水	专家共识	Ⅲ类
治疗含毒烟雾弹爆炸	含毒烟雾弹爆炸	专家共识	Ⅲ类
减轻含烟雾弹爆炸引起的呼吸道局部症状	含烟雾弹爆炸引起的呼吸道局部症状	专家共识	Ⅲ类

注：Ⅰ类：推荐使用。给定的试验或治疗已被证明是有效的，并且应当执行或给药。

Ⅱ类：大多数情况下推荐使用。在大多数情况下给定的试验中，治疗通常被认为是有效的，指示在大多数情况下可以应用。

Ⅲ类：一些情况下推荐使用。在某些情况下给定的试验中，治疗可能是有效的，指示在一些但不是大多数情况下应用。

Ⅳ类：不推荐使用。不推荐，给定的试验中，治疗是无效的，应避免应用。

4

第四章

特殊患者用药管理

一、儿童用药

药物在婴儿和幼儿外周气道和肺泡沉积量减少，可能是由于他们气道更窄、呼吸频率更快并且潮气量更低，这些因素共同降低了小颗粒在气道中的停留时间。数据表明，5~6 岁以上儿童药物沉积量与成人相似，并且相同剂量在儿童和成人中产生的血药浓度类似。因此，通常不需要减少剂量，但特别年幼儿童需除外（表 4-1）。呼吸驱动装置包括 DPI 应该避免用于婴儿和年幼儿童，因为他们不能产生足够的吸气流速以确保吸入药物。

表 4-1 儿童吸入用呼吸系统治疗药物
推荐剂量及管控依据

药品	规格	儿童推荐剂量	管控依据
短效 β_2 受体激动剂（SABA）			
硫酸沙丁胺醇吸入气雾剂	200 揿，100μg/揿	推荐剂量同成人。可借助储雾罐对 5 岁以下婴、幼儿给药	
吸入用硫酸沙丁胺醇溶液	2.5ml：5mg	12 岁以下儿童的最小起始剂量为 2.5mg 沙丁胺醇。某些儿童可能需要 5mg，每日重复 4 次	12 岁以下儿童慎用

药品	规格	儿童推荐剂量	管控依据
盐酸左沙丁胺醇雾化吸入溶液	（1）3ml：0.31mg（按 $C_{13}H_{21}NO_3$ 计）（2）3ml：0.63mg（按 $C_{13}H_{21}NO_3$ 计）	6~11 岁：推荐剂量为每次 0.31mg，每日 3 次，雾化吸入。常规剂量不超过每次 0.63mg，每日 3 次 12 岁以上青少年：推荐起始剂量为每次 0.63mg，每日 3 次，每次间隔 6~8 小时，雾化吸入 12 岁以上严重哮喘患者或对每次 0.63mg 剂量反应不佳的患者，可以考虑每次 1.25mg（0.63mg×2 支），每日 3 次	6 岁以下儿童慎用
硫酸沙丁胺醇吸入粉雾剂	200 吸，200μg/ 吸	一天内（24 小时）用药剂量不超过 800μg（4 吸）	4 岁以下儿童慎用
硫酸特布他林吸入粉雾剂	500μg	5~12 岁：单次剂量范围 250~500μg，4~6 小时一次；严重病人单剂量可增加至 1000μg 24 小时内最高吸入量不能大于 8 吸 4mg），需要多次吸入时，每吸间隔时间约 2~3 分钟	不宜用于 5 周岁以下儿童

药品	规格	儿童推荐剂量	管控依据
硫酸特布他林雾化吸入用溶液	2ml：5mg	20kg以上儿童：每日可给药3次，每次5mg 20kg以下的儿童：经雾化器吸入半个小瓶即2.5mg（1ml）的药液，每日最多可给药4次	根据患者体重调整给药剂量及频次
盐酸丙卡特罗气雾剂	200撤。每瓶总量18.722g，内含盐酸丙卡特罗2mg；每撤含盐酸丙卡特罗10μg	小儿每次1撤或遵医嘱	对未成熟儿、新生儿及乳儿的用药安全性尚未确立
长效β₂受体激动剂（LABA）			
奥达特罗吸入喷雾剂	60喷，每喷含盐酸奥达特罗2.7μg（相当于2.5μg奥达特罗）；药液浓度含盐酸奥达特罗0.248mg/ml（相当于0.226mg/ml奥达特罗）	目前尚无在儿科患者（18岁以下）中使用本品的相关数据	尚无儿科患者（18岁以下）中使用相关数据
昔萘酸沙美特罗气雾剂	每瓶14g，内含昔萘酸沙美特罗7.25mg（相当于沙美特罗5mg）；每撤释药36.25μg（相当于沙美特罗25μg），每瓶200撤	12岁以下慎用	12岁以下慎用

药品	规格	儿童推荐剂量	管控依据
富马酸福莫特罗吸入粉雾剂	每吸 4.5μg，60 吸／支 每吸 9.0μg，60 吸／支	无儿童用药经验	无儿童用药经验
富马酸福莫特罗吸入溶液	2ml：20μg	对儿童患者人群用药的安全性和有效性尚未确定	
马来酸茚达特罗吸入粉雾剂	150μg（以 $C_{24}H_{28}N_2O_3$ 计）	尚无儿童和青少年（小于 18 岁）应用本品的资料	18 岁以下儿童和青少年使用缺乏资料
短效抗胆碱能药物（SAMA）			
异丙托溴铵吸入气雾剂	每瓶 200 揿，每揿含 21μg（以 $C_{20}H_{30}BrNO_3 \cdot H_2O$ 计）或 20μg（以 $C_{20}H_{30}BrNO_3$ 计）；14.6g：5.46mg（以 $C_{20}H_{30}BrNO_3 \cdot H_2O$ 计）	6 岁以下儿童同样适用于成人剂量。但对于该年龄人群至今尚无充分的用药经验，因此只能在医生监护下用药	
吸入用异丙托溴铵溶液	2ml：0.5mg（按 $C_{20}H_{30}BrNO_3$ 计）	尚无 12 岁以下儿童使用的临床经验	
长效抗胆碱能药物（LAMA）			
噻托溴铵粉吸入剂	18μg（按噻托溴铵计，相当于噻托溴铵一水合物 22.5μg）	年龄小于 18 岁的患者不推荐使用	18 岁以下儿童和青少年不推荐

药品	规格	儿童推荐剂量	管控依据
噻托溴铵吸入喷雾剂	每瓶 60 喷,每喷含噻托溴铵 2.5μg,药液浓度含噻托溴铵 0.2262mg/ml	年龄小于 18 岁的患者不推荐使用	18 岁以下儿童和青少年不推荐
吸入糖皮质激素(ICS)			
布地奈德气雾剂	20mg, 200μg/揿,100 揿/瓶	2~7 岁儿童:一日 200~400μg,分 2~4 次使用 7 岁以上儿童:一日 200~800μg,分 2~4 次使用	2 岁以下儿童慎用或不用
布地奈德粉吸入剂	0.1mg/吸, 200 吸/支/盒	6 岁及 6 岁以上儿童,最高推荐剂量均为 400μg bid,维持剂量范围为 100~800μg,起始推荐剂量有不同: 1. 对无激素治疗的和吸入糖皮质激素的,推荐起始剂量为一次 200~400μg,一日 1 次或一次 100~200μg,一日 2 次 2. 对口服糖皮质激素的,推荐起始剂量为一次 200~400μg,一日 1 次 儿童使用皮质类固醇可能导致生长减缓,建议定期检测生长情况	6 岁以下儿童慎用

药品	规格	儿童推荐剂量	管控依据
吸入用布地奈德混悬液	（1）2ml：0.5mg（2）2ml：1mg	起始剂量、严重哮喘期或减少口服糖皮质激素时的剂量：一次 0.5~1mg，一日 2 次维持剂量：一次 0.25~0.5mg，一日 2 次应定期检测儿童患者的生长发育情况，应逐渐滴定至其最低有效剂量	在 6~12 个月婴儿中用药的安全性和有效性已评估但尚不充分。在 12 个月~8 岁儿童中用药的安全性和有效性已确定
布地奈德吸入气雾剂	每瓶 200 揿，每揿含布地奈德 200μg	12 岁以上儿童同成人量6~12 岁儿童：一次 1~2 揿，一日 1 次	6 岁以下儿童不推荐使用
丙酸倍氯米松气雾剂	每瓶 200 揿，每揿含丙酸倍氯米松 50μg	儿童用量按年龄酌减，每日最大量不超过 400μg，症状缓解后逐渐减量	婴儿慎用
吸入用丙酸倍氯米松混悬液	2ml：0.8mg	儿童用单剂量药瓶的一半剂量经雾化器给药，每次 0.5 支，每天 1~2 次。使用前应充分摇匀	2 岁以下有潜在生长抑制作用，不推荐使用
丙酸氟替卡松吸入气雾剂	（1）每瓶 120 揿，每揿含丙酸氟替卡松 50μg（2）每瓶 60 揿 /120 揿，每揿含丙酸氟替卡松 125μg	16 岁以上儿童同成人量1 岁以上儿童一次 50~100μg，一日 2 次建议 8 岁以下儿童借助储雾罐	1 岁以下儿童慎用

药品	规格	儿童推荐剂量	管控依据
丙酸氟替卡松雾化吸入用混悬液	2ml：500μg	4至16岁儿童一次1mg，一日2次，建议使用咬嘴式物化吸入，不推荐使用超声雾化器吸入本品。应监测糖皮质激素对儿童患者的生长发育状况的影响，应对长期治疗可能产生的生长发育影响作用与临床获益之间进行权衡比较	4岁以下儿童慎用
环索奈德气雾剂	每瓶100揿，每揿含环索奈德100~200μg	治疗12岁以下儿童的安全性和有效性尚不明确	12岁以下儿童慎用
短效抗胆碱能药+短效 β₂ 受体激动剂（SAMA+SABA）			
复方异丙托溴铵气雾剂	每瓶14g(10ml)，含异丙托溴铵一水合物4.2mg和硫酸沙丁胺醇24mg，每揿含异丙托溴铵一水合物21μg和硫酸沙丁胺醇120μg。每瓶总揿次为200揿	尚无12岁以下儿童应用的临床经验	12岁以下儿童慎用
吸入用复方异丙托溴铵溶液	2.5ml：异丙托溴铵0.5mg（按$C_{20}H_{30}BrNO_3$计）与沙丁胺醇2.5mg（按$C_{13}H_{21}NO_3$计）	12岁以上同成人；12岁以下儿童每次0.25mg，病情稳定前可重复给药，给药间隔由医师决定	

药品	规格	儿童推荐剂量	管控依据
长效抗胆碱能药 + 长效 β₂ 受体激动剂（LAMA+LABA）			
噻托溴铵奥达特罗吸入喷雾剂	每瓶 60 喷，每喷含噻托铵 2.5μg（相当于噻托溴铵一水合物 3.124μg）和奥达特罗 2.5μg（相当于盐酸奥达特罗 2.736μg）	尚无儿科患者（年龄在 18 岁以下）应用本复方制剂的相关经验	无儿童和青少年（18 岁以下）治疗用药信息
格隆溴铵福莫特罗吸入气雾剂	每罐 120 揿，每揿含格隆铵 7.2μg 与富马酸福莫特罗（以二水合物计）5.0μg	18 岁以下儿童和青少年安全性和有效性尚不明确	不适用于 18 岁以下儿童和青少年
乌美溴铵维兰特罗吸入粉雾剂	乌美溴铵（以乌美溴铵计）62.5μg 与三苯乙酸维兰特罗（以维兰特罗计）25μg	不适用于儿童及青少年	无儿童和青少年（18 岁以下）治疗用药信息
茚达特罗格隆溴铵吸入粉雾剂用胶囊	每粒含马来酸茚达特罗 110μg（以 $C_{24}H_{28}N_2O_3$ 计）和格隆溴铵 50μg（以 $C_{19}H_{28}NO_3$ 计）	在 COPD 适应证方面，尚无在儿科人群（18 岁以下）中的相关应用	无儿童和青少年（18 岁以下）治疗用药信息

药品	规格	儿童推荐剂量	管控依据
吸入糖皮质激素 + 长效 β₂ 受体激动剂（ICS+LABA）			
布地奈德福莫特罗吸入粉雾剂	每吸含布地奈德 80μg 和二水合富马酸福莫特罗 4.5μg，或布地奈德 160μg 和二水合富马酸福莫特罗 4.5μg	青少年（12~17岁）：1~2 吸 / 次，一日 2 次。当一日 2 次剂量可有效控制症状时，应逐渐减少剂量至最低有效剂量，甚至一日 1 次给药儿童（6~11 岁）：使用更低的剂量规格（80μg/4.5μg/吸）	不建议 6 岁以下儿童使用
倍氯米松福莫特罗吸入气雾剂	每瓶 120 揿，每揿含丙酸倍氯米松 100μg 和富马酸福莫特罗 6μg	无 12 岁以下儿童中使用的经验 12~18 岁青少年中使用资料有限	不推荐在儿童和 18 岁以下青少年中使用
沙美特罗替卡松吸入气雾剂	每瓶 60 揿/120 揿，每揿沙美特罗昔萘酸盐和丙酸氟替卡松含量如下：（1）25μg/50μg（2）25μg/125μg（3）25μg/250μg	4 岁及 4~12 岁以下儿童：每次 1 揿（25μg 沙美特罗和 50μg 丙酸氟替卡松），每日 2 次	4 岁以下儿童无使用资料
糠酸氟替卡松维兰特罗吸入粉雾剂	（1）糠酸氟替卡松维兰特罗吸入粉雾剂（Ⅱ）：糠酸氟替卡松 100μg 与三苯乙酸维兰特罗（以维兰特罗计）25μg	不适用于儿童和青少年	未确定 17 岁以下儿童和青少年使用

药品	规格	儿童推荐剂量	管控依据
糠酸氟替卡松维兰特罗吸入粉雾剂	（2）糠酸氟替卡松维兰特罗吸入粉雾剂（Ⅲ）：糠酸氟替卡松200μg与三苯乙酸维兰特罗（以维兰特罗计）25μg	不适用于儿童和青少年	未确定17岁以下儿童和青少年使用
吸入用糖皮质激素 + 长效抗胆碱能药 + 长效 β₂ 受体激动剂（ICS+LAMA+LABA）			
布地格福吸入气雾剂	（1）每瓶120揿，每揿含布地奈德160μg、格隆铵7.2μg和富马酸福莫特罗4.8μg（2）每瓶56揿，每揿含布地奈德160μg、格隆铵7.2μg和富马酸福莫特罗4.8μg	无儿童和青少年（18岁以下）治疗用药信息	无儿童和青少年（18岁以下）治疗用药信息
氟替美维吸入粉雾剂	糠酸氟替卡松100μg、乌美溴铵（以乌美铵计）62.5μg与三苯乙酸维兰特罗（以维兰特罗计）25μg	不适用于儿童	不适用于儿童
黏液溶解剂			
吸入用乙酰半胱氨酸溶液	3ml：0.3g	不必区别成人和儿童的使用剂量	引起2岁以下儿童支气管阻塞。不建议2岁以下儿童使用

药品	规格	儿童推荐剂量	管控依据
黏液调节剂			
吸入用盐酸氨溴索溶液	2ml∶15mg	12岁以上儿童同成人：每次2~3ml，一日吸入1~2次（15~45mg/d） 2~12岁儿童：每次2ml，一日吸入1~2次（15~30mg/d） 6个月~2岁儿童：每次1ml，一日吸入1~2次（7.5~15mg/d） 推荐用药周期为7天，具体使用时间可遵医嘱	无6个月以下儿童有效性安全性数据

二、老年人用药

吸入用呼吸系统药物具有使用方便、疗效好等优点，但老年患者在使用该类药物时，一方面需提高患者依从性和准确性，另一方面需确保用药安全性。需警惕老年人在吸入或雾化使用该类药品时，因吸入 β_2 受体激动剂次数过多或吸入剂量过大引起心律失常或冠心病加重。前列腺增生或膀胱癌颈部梗阻的老年患者也需慎用抗胆碱能药物。老年人每日使用大剂量吸入性糖皮质激素时，可能会降低骨密度增加骨折风险。因此，对于有中度骨质疏松风险的老年患者若长期吸入糖皮质激素，需定期进行骨密度测定，以评估是否需要骨折预防治疗。除了对骨密度影响之外，吸入性糖皮质激素也是老年患者口腔假丝酵母菌和声音嘶哑的常见病因，使用后仔细清洗口腔可减少这些副作用。对于声音嘶哑，有时用颗粒较小的制剂（如使用倍氯米松氢氟烷 MDI，而不是用氟替卡松干粉吸入器）可减少激素在喉部的沉积和发音障碍。老年患者吸入用呼吸系统药物使用剂量调整措施及依据见表 4-2。

表 4-2　老年患者吸入用呼吸系统治疗药物剂量推荐及管控依据

药品	剂量推荐	管控依据
硫酸沙丁胺醇吸入气雾剂	起始剂量低于成年用量	起始用药剂量应低于推荐的成年患者用量。如没有达到充分的支气管扩张作用，应逐渐增加剂量
吸入用硫酸沙丁胺醇溶液	同成人	无需调整剂量
盐酸左沙丁胺醇雾化吸入溶液	65 岁及以上患者应以 0.63mg 为初始治疗剂量	如果临床证明支气管扩张剂应答不足时，可在老年患者耐受范围内适当增加剂量至最大推荐日剂量，同时进行密切的临床和实验室血药浓度监测
硫酸沙丁胺醇吸入粉雾剂	同成人	老年人用药，无特殊要求
硫酸特布他林吸入粉雾剂	应慎用，从小剂量开始	起始用药剂量应低于推荐的成年患者用量。如没有达到充分的支气管扩张作用，应逐渐增加剂量
硫酸特布他林雾化吸入用溶液		

药品	剂量推荐	管控依据
盐酸丙卡特罗气雾剂	需注意减量	起始用药剂量应低于推荐的成年患者用量。如没有达到充分的支气管扩张作用，应逐渐增加剂量
异丙托溴铵吸入气雾剂/吸入用异丙托溴铵溶液	无需调整剂量	无需调整剂量
复方异丙托溴铵气雾剂/吸入用复方异丙托溴铵溶液	无需调整剂量	无需调整剂量
噻托溴铵粉吸入剂	按照推荐剂量应用	高龄与噻托溴铵肾脏清除率下降相关，这可能与肾功能下降有关。这并不会导致 $AUC_{0-6, ss}$ 或 $C_{max, ss}$ 相应上升
噻托溴铵吸入喷雾剂	无需调整剂量	无需调整剂量
昔萘酸沙美特罗气雾剂	心血管疾病者慎用	心血管疾病者慎用
布地奈德气雾剂	无需调整剂量	无需调整剂量
布地奈德粉吸入剂	无需调整剂量	未进行该项实验且无可靠参考文献
吸入用布地奈德混悬液	同成人给药量	临床试验和报道未发现差异
布地奈德吸入气雾剂	同成人给药量	无需调整剂量
丙酸倍氯米松气雾剂	无需调整剂量	无需调整剂量

药品	剂量推荐	管控依据
吸入用丙酸倍氯米松混悬液	无需调整剂量	无需调整剂量
丙酸氟替卡松吸入气雾剂	无需调整剂量	无需调整剂量
丙酸氟替卡松雾化吸入用混悬液	不可用于老年人	仅适用于4~16岁儿童
环索奈德气雾剂	无需调整剂量	获得的老年人药代动数据来看，无需改变剂量
奥达特罗吸入喷雾剂	同成人	无需调整剂量
马来酸茚达特罗吸入粉雾剂	无需调整剂量	群体药代动力学分析显示，年龄（成人至88岁）、性别、体重（32~168kg）、种族对茚达特罗药代动力学无临床意义的影响
茚达特罗格隆溴铵吸入粉雾剂用胶囊	按照推荐剂量应用	COPD患者吸入本品后的群体药代动力学分析显示，年龄、性别和（瘦）体重对本品全身暴露量没有明显影响
乌美溴铵维兰特罗吸入粉雾剂	无需调整剂量	群体药代动力学分析表明，65岁及以上COPD患者与小于65岁的COPD患者的乌美溴铵和维兰特罗的药代动力学相似
噻托溴铵奥达特罗吸入喷雾剂	同成人	老年患者可按照推荐剂量使用本复方制剂
富马酸福莫特罗吸入粉雾剂	无需调整剂量	无需调整剂量
富马酸福莫特罗吸入溶液	无需调整剂量	未发现老年患者和年轻患者对于本品存在差异，但不排除一些老年个体对本品敏感度更大

药品	剂量推荐	管控依据
沙美特罗替卡松吸入气雾剂	无需调整剂量	无需调整剂量
布地奈德福莫特罗吸入粉雾剂	无需调整剂量	无需调整剂量
倍氯米松福莫特罗吸入气雾剂	无需调整剂量	无需调整剂量
格隆溴铵福莫特罗吸入气雾剂	无需调整剂量	不能排除年龄较大者敏感性更高；群体药代动力学分析结果表明，年龄、性别、人种/种族或体重对格隆溴铵和福莫特罗药代动力学的影响无临床意义
糠酸氟替卡松维兰特罗吸入粉雾剂	无需调整剂量	在Ⅲ期 COPD 和哮喘研究中没有证据表明年龄（12~84）可影响哮喘受试者的糠酸氟替卡松和维兰特罗的药代动力学 在 COPD 受试者中没有证据表明年龄可影响糠酸氟替卡松药代动力学
氟替美维吸入粉雾剂	无需调整剂量	在群体药代动力学分析中评价了年龄对 FF、UMEC 和 VI 药代动力学的影响。未观察到需要进行剂量调整的临床相关作用
布地格福吸入气雾剂	无需调整剂量	COPD 的确证性试验包括 343 名受试者（≥ 65 岁）。这些老年受试者与更年轻的受试者在安全性或有效性方面没有差异
吸入用乙酰半胱氨酸溶液	无特殊注意事项	无需调整剂量
吸入用盐酸氨溴索溶液	无需改变推荐剂量	盐酸氨溴索的药代动力学未见年龄差异影响

三、妊娠与哺乳期妇女用药

妊娠期用药影响胎儿主要有两大途径，一是孕妇用药后药物通过胎盘到达胎儿体内，药物对母体产生作用的同时，也影响胎儿。二是药物作用于子宫，间接影响胎儿。

因 2015 年美国食品药品管理局取消妊娠用药 A/B/C/D/X 分级，本书不再使用 A/B/C/D/X 分级对妊娠期用药进行阐述。医疗决策者需及时、有效的获取最新的药品信息，以指导妊娠期处方决策。

"L"分级是美国儿科学教授 Thomas W.Hale 提出的哺乳期药物危险分级系统。按其危险性分为 L1~L5 五个等级，一般认为 L1 级最安全，L2 级较安全，L3 级中等安全，L4 级为可能为危险，L5 级为禁忌。尽量选择 L1 级和 L2 级的药物，使用时一般不需要停止哺乳，但要注意药物的说明书中哺乳期用药注意及警告事项。

NAEPP 专家组和 ACOG 发布的临床指南都指出，对于有持续性哮喘的妊娠期及哺乳期妇女，ICS 是控制气道炎症的首选药物。瑞典出生登记中心研究显示，布地奈德治疗对先天畸形、胎儿死亡、孕龄及胎儿生长均无显著影响。美国儿科学会（AAP）声明，特布他林很少经母乳排泄，可作为哺乳期妇女优先选择的 SABA。妊娠及哺乳期患者用药风险管理分级及依据见表 4-3。

表 4-3 吸入用呼吸系统治疗药物风险管控措施（妊娠及哺乳）

风险点描述	风险管控措施	管控依据	哺乳用药分级
硫酸沙丁胺醇吸入气雾剂、吸入用硫酸沙丁胺醇溶液、硫酸沙丁胺醇吸入粉雾剂、盐酸左沙丁胺醇雾化吸入溶液			
妊娠期	1. 妊娠期或可能妊娠的女性使用本药应权衡利弊 2. 短效 β_2 受体激动药优于长效药物	1. 可通过胎盘 2. 妊娠期使用 β_2 受体激动药全身制剂可能引起母亲和胎儿低血糖和心动过速	
哺乳期	应权衡利弊	尚不明确本药是否随乳汁排泄。因人类吸入治疗剂量的本药后在血浆中的浓度较低，即使本药可随乳汁排泄，乳儿的口服生物利用度也较低	L1
硫酸特布他林吸入粉雾剂、硫酸特布他林雾化吸入用溶液			
妊娠期	应权衡利弊	本药可通过胎盘	
哺乳期	应权衡利弊	本药可随乳汁排泄，但在治疗剂量时不会对乳儿产生不良影响	L2
奥达特罗吸入喷雾剂			
妊娠期	避免使用本品	目前尚无本药在妊娠期妇女中使用的数据 动物研究未显示在临床相关暴露方面有直接或间接的生殖毒性	

风险点描述	风险管控措施	管控依据	哺乳用药分级
哺乳期	应权衡利弊	目前尚无哺乳期妇女暴露于奥达特罗的临床数据。尚不清楚奥达特罗/代谢物是否通过人乳汁排泄。在动物体内研究的药代动力学/毒理学现有数据表明，奥达特罗和（或）其代谢物通过乳汁排泄	NE
噻托溴铵奥达特罗吸入喷雾剂			
妊娠期	避免使用本复方制剂		
哺乳期	应权衡利弊	目前尚未获得哺乳期妇女暴露于噻托溴铵和（或）奥达特罗的临床数据	NE
盐酸丙卡特罗气雾剂			
妊娠期	安全性尚未确立，应慎用	无描述	
哺乳期	安全性尚未确立，应慎用	无描述	NE
富马酸福莫特罗吸入粉雾剂、富马酸福莫特罗吸入溶液			
妊娠期	权衡利弊，慎用。特别是妊娠期的前三个月和分娩前	尚不明确本药是否通过胎盘	
哺乳期	哺乳期妇女应不用	大鼠试验中曾测得乳汁中含有少量的福莫特罗	L3

风险点描述	风险管控措施	管控依据	哺乳用药分级
布地奈德福莫特罗吸入粉雾剂			
妊娠期	权衡利弊，使用最低有效剂量的布地奈德	动物实验显示，全身暴露量增高时，福莫特罗对生殖有不良反应。人类妊娠期妇女数据没有发现吸入布地奈德增加致畸的危险。动物实验也已证实：出生前过量（但低于致畸剂量范围）接触糖皮质激素，增大了子宫内的发育迟缓、成年时心血管疾病和糖皮质激素受体密度、神经递质更新和行为的永久性改变风险	L3
哺乳期	权衡利弊	布地奈德可分泌到乳汁，但治疗剂量的布地奈德对乳儿不会产生影响。不清楚福莫特罗能否进入人乳汁。在大鼠，小剂量的福莫特罗在母乳中能检测到	
倍氯米松福莫特罗吸入气雾剂			
妊娠期	权衡利弊	无临床使用资料。动物研究显示：在高剂量丙酸倍氯米松和福莫特罗复方制剂全身暴露后有生殖毒性。由于 β_2 拟交感神经药物对分娩有抑制作用，不推荐妊娠期妇女使用福莫特罗（特别是在妊娠后期或分娩时）	

风险点描述	风险管控措施	管控依据	哺乳用药分级
哺乳期	权衡利弊	无临床资料。丙酸倍氯米松也可能分泌入乳汁（虽然无动物实验资料）。哺乳期动物乳汁中可以检到福莫特罗	NE
格隆溴铵福莫特罗吸入气雾剂			
妊娠期	权衡利弊	1. 无严格对照的研究资料。极少量格隆溴铵可通过胎盘屏障 2. β_2 受体激动药可潜在地影响子宫收缩	
哺乳期	权衡利弊	不明确本药是否随人类乳汁排泄，但富马酸福莫特罗可随大鼠乳汁排泄	NE
布地格福吸入气雾剂			
妊娠期	权衡利弊	无妊娠妇女使用本药的足够研究数据。人体单剂量研究发现，极少剂量的格隆溴铵可通过胎盘屏障。布地奈德在大鼠和家兔中可引起对胚胎－胎仔的毒性	
哺乳期	母亲的预期获益远超对婴儿潜在风险的情况下使用	药理学研究显示，吸入布地奈德可分泌至乳汁。但在乳儿血液样本中未检出布地奈德。根据药代动力学参数估计，乳儿体内布地奈德的血药浓度少于其母亲血药浓度的 0.17%。预期布地奈德不会对乳儿产生影响。已有证据显示格隆溴铵和福莫特罗可分泌至大鼠乳汁中。目前尚不清楚格隆溴铵或福莫特罗是否可分泌到人类乳汁中	NE

续表

风险点描述	风险管控措施	管控依据	哺乳用药分级
沙美特罗替卡松吸入气雾剂			
妊娠期	获益大于风险时使用，妊娠期使用可充分控制哮喘的最低有效剂量	无人类生育力方面的数据。动物研究表明，丙酸氟替卡松或沙美特罗不会对生育力产生影响 在妊娠期妇女中的数据有限。在动物实验中，β_2受体激动剂和糖皮质激素过高的全身暴露下，有产生胎儿畸形的情况	
哺乳期	权衡利弊使用	动物研究已表明沙美特罗和丙酸氟替卡松及其代谢产物可排泄到大鼠的乳汁中	NE
昔萘酸沙美特罗气雾剂			
妊娠期	权衡利弊	1. 本药可通过小鼠和大鼠胎盘 2. 动物实验观察到本药有致畸性，可引起家兔早熟性眼睑开放、腭裂、胸骨融合、四肢和爪弯曲变形、额叶颅骨骨化延迟 3. 有限的资料显示妊娠早期本药未增加先天畸形的风险 4. β受体激动药可能影响子宫收缩	
哺乳期	权衡利弊	可随大鼠乳汁排泄	L2
糠酸氟替卡松维兰特罗吸入粉雾剂			
妊娠期	权衡利弊	动物研究已经显示有非临床相关暴露量的生殖毒性。尚无或仅有有限的在妊娠期妇女中使用糠酸氟替卡松和维兰特罗的数据	

风险点描述	风险管控措施	管控依据	哺乳用药分级
妊娠期	权衡利弊	1. 妊娠大鼠在胚胎器官形成期吸入本品单成分或联合成分，未见结构畸形 2. 兔吸入维兰特罗，可导致与其他 β_2 受体激动剂相似的典型生殖毒性，如腭裂、开眼睑、胸骨融合和肢体弯曲/旋转障碍	
哺乳期	权衡利弊	糠酸氟替卡松或维兰特罗和（或）代谢产物经人乳分泌的信息有限。但其他糖皮质激素和 β_2 受体激动剂可在人乳中检测到。不能排除哺乳对新生儿/婴儿的风险	NE
乌美溴铵维兰特罗吸入粉雾剂			
妊娠期	权衡利弊	尚无妊娠期妇女使用该药数据。动物研究表明，给予维兰特罗暴露后生殖毒性没有临床相关性。妊娠期不宜使用本品，除非预期获益超过对胎儿的潜在风险	
哺乳期	权衡利弊	1. 乌美溴铵可能泌入大鼠乳汁 2. 未知乌美溴铵或维兰特罗是否在人乳汁中分泌。然而，在人乳汁中可以检测到其他 β_2 受体激动剂	NE
氟替美维吸入粉雾剂			
妊娠期	权衡利弊	用于妊娠期妇女的数据有限。动物研究显示在远高于临床相关暴露量下具有生殖毒性	

风险点描述	风险管控措施	管控依据	哺乳用药分级
哺乳期	权衡利弊	不清楚氟替卡松、乌美溴铵、维兰特罗或其代谢产物是否会分泌到人乳汁中。然而，在人乳中检测到其他糖皮质激素、毒蕈碱受体拮抗剂和 β_2 受体能激动剂。无法排除对新生儿/婴儿的风险	NE
茚达特罗格隆溴铵吸入粉雾剂			
妊娠期	权衡利弊	尚无妊娠期妇女应用本药的数据。动物研究未提示在临床相关暴露量下存在与生殖毒性有关的直接或间接的有害效应 由于茚达特罗可松弛子宫平滑肌，故可能具有抑制分娩作用。尚不清楚潜在的人体风险，因此只有在患者预期受益超过对胎儿的潜在风险时，才可在妊娠期间应用本药	
哺乳期	权衡利弊	尚不清楚茚达特罗、格隆溴铵及代谢产物是否被分泌至人乳汁中。已有药代动力学/毒理学研究数据表明，茚达特罗、格隆溴铵及其代谢产物可以分泌至哺乳期大鼠的乳汁中。只有在患者预期受益超过对婴儿的任何潜在风险时，才可考虑哺乳期妇女应用本药	NE
马来酸茚达特罗吸入粉雾剂			
妊娠期	权衡利弊	尚无妊娠期妇女使用茚达特罗的资料	

风险点描述	风险管控措施	管控依据	哺乳用药分级
哺乳期	权衡利弊	尚不清楚茚达特罗及代谢产物是否经人乳汁分泌。已有的药代动力学/毒理学资料证明，茚达特罗及代谢产物可在动物乳汁中分泌	NE

异丙托溴铵吸入气雾剂			
妊娠期	慎用	本药在人体妊娠期用药的安全性尚未建立	
哺乳期	慎用	目前尚不清楚异丙托溴铵是否通过乳汁排泌	NE

复方异丙托溴铵气雾剂、吸入用复方异丙托溴铵溶液、吸入用异丙托溴铵溶液			
妊娠期	慎用	本药在人体妊娠期的安全性尚未确定 本药对子宫收缩的抑制作用应予以考虑	
哺乳期	慎用	异丙托溴铵、硫酸沙丁胺醇及其代谢物是否通过乳汁排泌的相关数据不足。不能排除其对新生儿或婴幼儿产生的风险	NE

噻托溴铵粉吸入剂			
妊娠期	权衡利弊	噻托溴铵用于妊娠期妇女的数据数量非常有限。动物实验显示与母体毒性有关的生殖毒性。尚未明确人类是否存在上述潜在风险	

风险点描述	风险管控措施	管控依据	哺乳用药分级
哺乳期	权衡利弊	尚未明确噻托溴铵在人类是否会分泌到乳汁中 尽管针对啮齿类动物的研究显示仅有少量噻托溴铵分泌进入乳汁，但是不推荐在哺乳期使用本药	L3
噻托溴铵吸入喷雾剂			
妊娠期	作为一项预防措施，在妊娠期间最好避免使用	妊娠期妇女使用噻托溴铵的数据资料非常有限。临床前研究表明，当给药剂量为临床使用剂量时未发现直接或间接地关于生殖毒性的有害影响	
哺乳期	权衡利弊	目前尚无关于哺乳期妇女暴露于噻托溴铵的临床数据。基于哺乳期啮齿类动物的研究，少量噻托溴铵会分泌到母乳中	L3
布地奈德气雾剂			
妊娠期	权衡利弊。吸入给药时应使用维持哮喘控制的最低剂量，并每月监测哮喘情况。哮喘恶化时，如吸入制剂无效，应尽早使用口服制剂	大量的前瞻性流行病学研究结果及世界范围的上市后使用经验未发现妊娠期间使用吸入布地奈德对胚胎及新生儿产生不良作用	

风险点描述	风险管控措施	管控依据	哺乳用药分级
哺乳期	权衡利弊。必须用药时应考虑给予或调整至最低有效剂量，并在哺乳后立即给药	无气雾剂的哺乳期妇女研究，但干粉吸入剂可分泌至乳汁，可预测气雾剂也可分泌至乳汁	L1
布地奈德粉吸入剂			
妊娠期	权衡利弊	大量的前瞻性流行病学研究结果及世界范围的上市后使用经验未发现怀孕期间使用吸入布地奈德对胚胎及新生儿产生不良作用	
哺乳期	权衡利弊	可分泌至乳汁，但是治疗剂量对乳儿无影响	L1
吸入用布地奈德混悬液			
妊娠期	权衡利弊	大量的前瞻性流行病学研究结果及世界范围的上市后使用经验未发现怀孕期间使用吸入布地奈德对胚胎及新生儿产生不良作用	
哺乳期	权衡利弊	无吸入混悬液的哺乳期妇女研究，但干粉吸入剂可分泌至乳汁，可预测吸入用混悬液也可分泌至乳汁	L1
布地奈德吸入气雾剂			
妊娠期	权衡利弊。建议使用有效控制哮喘的最低布地奈德有效剂量	动物研究提示肾上腺糖皮质激素会诱发畸形，但前瞻性流行病学研究和药物全球上市数据的大部分结果未提示这一风险	

风险点描述	风险管控措施	管控依据	哺乳用药分级
哺乳期	可以使用	布地奈德会泌入母乳,但治疗剂量预期对乳儿无任何作用	L1
丙酸倍氯米松气雾剂			
妊娠期	慎用	尚不明确本药是否通过胎盘	
哺乳期	未提及	其他糖皮质激素可随乳汁排泄,本品是否随人类乳汁排泄尚不明确	L2
吸入用丙酸倍氯米松混悬液			
妊娠期	妊娠前3个月内不宜使用。在此后的妊娠期以及在婴儿出生初期如确实需要使用本品的,应在直接医学监测下使用	没有在人类妊娠或哺乳期用药的经验	
哺乳期	可使用。如使用高剂量,建议避免给药后哺乳	未进行试验,也无报告	L2
丙酸氟替卡松吸入气雾剂			
妊娠期	权衡利弊	妊娠期妇女中的数据有限	
哺乳期	权衡利弊	尚未进行有关本品在人乳中分泌的研究	L3
丙酸氟替卡松雾化吸入用混悬液			
妊娠期	权衡利弊	妊娠期妇女中的数据有限	

风险点描述	风险管控措施	管控依据	哺乳用药分级
哺乳期	权衡利弊	尚未进行有关本品在人乳中分泌的研究	L3
环索奈德气雾剂			
妊娠期	权衡利弊	在孕妇中未做充分和有良好对照的试验。但是在吸入情况下，妊娠期妇女的血浆环索奈德水平很低	
哺乳期	权衡利弊	未做充分和有良好对照的试验。胎儿暴露量可以被忽略	L3
吸入用乙酰半胱氨酸溶液			
妊娠期	权衡利弊	可通过胎盘屏障。动物研究显示，本药可降低雄性和雌性动物的生育力，但未观察到致畸性。尚无妊娠期使用本药作为祛痰药的报道。有限的资料未发现对乙酰氨基酚过量时短期使用本药对胎儿有风险	
哺乳期	权衡利弊	分子量小（约为163），预计可随乳汁排泄。有静脉给予早产儿本药未导致毒性反应的报道 给予本药后30小时，药物几乎被完全清除，故哺乳期妇女可考虑丢弃给药后30小时内的乳汁	L3

续表

风险点描述	风险管控措施	管控依据	哺乳用药分级
吸入用盐酸氨溴索溶液			
妊娠期	权衡利弊	可通过胎盘屏障，非临床研究尚无证据显示对妊娠、胚胎/胎儿发育、围产期发育或生育力有直接或间接危害。妊娠28周后的拓展性临床经验表明对胎儿无有害影响。然而孕期用药均应遵守常规预防措施，妊娠期尤其前3个月内不推荐本品	
哺乳期	权衡利弊	动物实验显示氨溴索可进入母体乳汁。哺乳期不推荐使用	NE

注：NE（no evidence）代表尚无证据。

四、肝肾功能不全人群用药

吸入用呼吸系统药物在人体内多经肝脏代谢。肝功能减退时，药物选用及剂量调整须考虑肝功能减退对药物在体内代谢过程的影响，以及药物及其代谢物发生毒性反应的可能性。部分药物在人体内主要经肾脏排出，须根据患者肾功能减退程度及药物在人体内清除途径和比例进行药物剂量调整。具体方案如表4-4所示。

表 4-4　吸入用呼吸系统治疗药物特殊疾病状态用药管理

药品名称	肝功能异常	肾功能异常
硫酸沙丁胺醇吸入气雾剂	约60%的口服沙丁胺醇代谢成无活性形式（不仅包括片剂和糖浆，同时也包括约90%的吸入剂量），肝功能的损害可造成原型沙丁胺醇的蓄积	约60%~70%吸入药量或静脉注射的沙丁胺醇经尿液以原型排出。肾功能损害的患者需减少剂量以防止过度或延长药物作用
盐酸左沙丁胺醇雾化吸入溶	肝损伤对盐酸左沙丁胺醇雾化吸入用溶液的药代动力学的影响尚未评估	沙丁胺醇基本经肾脏排出，肾功能损伤患者可能增加发生毒性反应的风险。因为老年患者肾功能可能降低，应注意剂量选择，且适当监测肾功能
异丙托溴铵吸入气雾剂	可能无需调整剂量	可能无需调整剂量
吸入用复方异丙托溴铵溶液	尚未对肝功能不全患者进行用药研究，此类患者需慎用	尚未对肾功能不全患者进行用药研究，此类患者需慎用
吸入用异丙托溴铵溶液	未提及	未提及
噻托溴铵粉吸入剂	无需调整剂量	肾功能不全患者可以按推荐剂量使用噻托溴铵。然而，对于中到重度肾功能不全患者（肌酐清除率≤50ml/min），应对噻托溴铵的应用予以密切监控

药品名称	肝功能异常	肾功能异常
噻托溴铵吸入喷雾剂	肝功能不全的患者无需调整剂量	中到重度肾功能不全（肌酐清除率 ≤ 50ml/min）患者中，由于药物的血药浓度随肾功能的降低而增高，仅应在预期获益超过潜在风险时使用目前尚无重度肾功能不全患者使用的经验
富马酸福莫特罗吸入粉雾剂	影响尚不清楚。由于福莫特罗经肝脏代谢，严重肝硬化患者的药物暴露量估计会增加	影响尚不清楚
马来酸茚达特罗吸入粉雾剂	轻中度肝功能损害患者无需调整剂量尚无重度肝功能损害患者应用本品的资料	无需调整剂量
奥达特罗吸入喷雾剂	轻度和中度肝损伤患者可按照推荐剂量使用目前尚无重度肝损伤患者使用的数据	肾损伤患者可按照推荐剂量用药重度肾损伤患者使用的经验有限
噻托溴铵奥达特罗吸入喷雾剂	轻度和中度肝损伤患者可以按照推荐剂量使用目前尚无重度肝损伤患者使用奥达特罗的数据	肾损伤患者用药不必调整剂量
格隆溴铵福莫特罗吸入气雾剂	无药代动力学研究数据	重度肾功能损害（肌酐清除率 ≤ 30ml/min）或需透析的终末期肾病患者仅在利大于弊时使用本药

药品名称	肝功能异常	肾功能异常
茚达特罗格隆溴铵吸入粉雾剂用胶囊	轻度和中度肝功能损害患者可使用推荐剂量的复方制剂 尚无重度肝功能损害患者的研究数据	轻度和中度肾功能损害患者可按推荐剂量使用。没有重度肾功能损害患者的数据。在重度肾功能损害或需要透析的终末期肾脏疾病患者中，仅在预期受益明显大于潜在风险时才可应用
乌美溴铵维兰特罗吸入粉雾剂	轻度或中度肝功能不全患者无需调整剂量 尚未在重度肝功能不全患者中对该药进行研究，应慎用	无需调整剂量
布地奈德粉吸入剂（普米克都保）	肝功能不全患者无需调整剂量	未提及
吸入用布地奈德混悬液（普米克令舒）	尚无研究，但因通过肝代谢消除，应对肝病患者密切监测	未提及
丙酸倍氯米松气雾剂（必可酮）	无需调整剂量	无需调整剂量
丙酸氟替卡松吸入气雾剂（辅舒酮）	无需调整剂量	无需调整剂量
丙酸氟替卡松雾化吸入用混悬液（辅舒酮）	无需调整剂量	无需调整剂量

药品名称	肝功能异常	肾功能异常
环索奈德气雾剂	无需调整剂量	无需调整剂量
沙美特罗替卡松吸入气雾剂	无肝脏受损患者使用的数据	肾脏受损的患者无需调整剂量
布地奈德福莫特罗吸入粉雾剂	布地奈德和福莫特罗主要通过肝脏代谢消除，故严重肝硬化患者的药物暴露量估计会增加	无肾功能损害患者使用的资料
倍氯米松福莫特罗吸入气雾剂	丙酸倍氯米松在肝损伤患者中的药代动力学尚未研究。肝损伤不会改变丙酸倍氯米松的药代动力学和安全性特征；福莫特罗主要经过肝脏代谢消除，因此重度肝硬化患者的暴露量可能会增加	丙酸倍氯米松在肾损伤患者中的药代动力学尚未研究；由于丙酸倍氯米松或其代谢产物在尿液中检测不到，因此肾损伤患者的全身暴露不会增加
糠酸氟替卡松维兰特罗吸入粉雾剂	肝功能不全患者应谨慎使用，因其可能出现与皮质激素相关的全身不良反应风险较高	不需要调整剂量
布地格福吸入气雾剂	布地奈德和福莫特罗主要经肝脏代谢清除，因此重度肝损害者预期暴露量增加。因此，轻中度肝损害患者无需调整剂量；重度肝损害患者只用于在预期获益大于潜在风险的情况	无肾损害患者使用的药代动力学研究；轻中度肾损害患者无需调整剂量；由于格隆溴铵主要经肾脏代谢，因此重度肾功能损害（肌酐清除率≤30ml/min）患者仅在获益大于风险的情况下使用

药品名称	肝功能异常	肾功能异常
氟替美维吸入粉雾剂	无需调整剂量，但对于中至重度肝功能不全患者，应慎用本品	无需调整剂量
吸入用乙酰半胱氨酸溶液	无需调整剂量	无需调整剂量
吸入用盐酸氨溴索溶液	消除下降，导致血药浓度水平约升高 1.3~2 倍。因活性成分的有效剂量范围宽，因此无需调整剂量	无需调整剂量

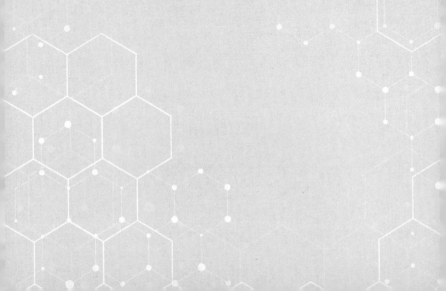

5

第五章

药品不良反应
管理

第一节　呼吸系统常见吸入药物治疗方案推荐

呼吸系统常见的吸入药物多用于治疗哮喘和慢性阻塞性肺疾病。临床上在选择治疗药物之前，需对患者进行整体评估，包括临床症状、肺功能情况、用药情况、未来有无急性发作的危险因素，并发症等，通过综合评估后给予患者选择合理的吸入用药方案。依据《支气管哮喘防治指南》（2020年版）和《慢性阻塞性肺疾病诊治指南》（2021年版），具体的药物治疗方案推荐见下文。

一、哮喘的治疗方案推荐

哮喘可分为急性发作期、慢性持续期和临床控制期。急性发作期是指喘息、气促、咳嗽、胸闷等症状突然发生，或原有症状加重，以呼气流量降低为特征，常因接触变应原、刺激物或呼吸道感染诱发。慢性持续期是指每周均不同频度和（或）不同程度地出现喘息、气促、胸闷、咳嗽等症状。临床控制期是指无喘息、气促、胸闷、咳嗽等症状4周以上，1年内无急性发作，肺功能正常。根据不同时期哮喘的分级、评估后可选择相应的药物治疗方案。

（一）哮喘的初始治疗方案选择

一旦确诊了哮喘，应尽早开始规律的控制治疗。对于成人哮喘患者的初始治疗，应根据患者具体情况选择合适的级别，在两相邻级别之间的，建议选择高级别，以保证初始治疗的成功率（表 5-1）。

表 5-1　哮喘的初始治疗选择

存在症状	首选初始治疗
所有患者	不推荐仅用 SABA 治疗（而无 ICS）
哮喘症状不频繁，少于每月 2 次	1. 按需低剂量 ICS+ 福莫特罗 2. 其他选择包括使用 SABA 时同时使用 ICS，联合使用或单独使用吸入器
每月 2 次或 2 次以上哮喘症状或需要缓解药物	1. 低剂量 ICS，且按需使用 SABA，或按需低剂量 ICS+ 福莫特罗 2. 其他选择包括 LTRA 3. 使用 SABA 同时使用 ICS，用联合或单独的吸入器。如果缓解药物使用的是 SABA，需评估患者使用控制药物的依从性
大多数日子有哮喘症状；或每周 1 次或 1 次以上因哮喘觉醒，尤其是存在任何危险因素时	1. 低剂量 ICS+LABA 作为维持治疗，如 ICS+ 福莫特罗 2. 按需使用 SABA 为缓解治疗，同时联合 ICS 3. 中剂量 ICS 及按需 SABA

存在症状	首选初始治疗
初始哮喘表现伴严重未控制的哮喘，或伴急性发作	1. 短期口服糖皮质激素及开始规律使用控制药物治疗 2. 采用高剂量 ICS 或中剂量 ICS+LABA
在开始初始控制药物治疗之前	1. 若可能，记录哮喘诊断证据 2. 记录患者症状控制水平和风险因素，包括肺功能 3. 考虑影响治疗方案选择的因素 4. 确保患者正确使用吸入器 5. 计划随访预约
在开始初始控制药物治疗之后	1. 在 2~3 个月后或更早，评估患者治疗反应 2. 维持良好控制达 3 个月以上，可考虑降级治疗

注：ICS：吸入性糖皮质激素；LABA：长效 β_2 受体激动剂；SABA：短效 β_2 受体激动剂；LAMA：长效抗胆碱能药物；LTRA：白三烯受体拮抗剂。

（二）哮喘稳定期的治疗方案选择

哮喘长期治疗方案的选择要兼顾群体水平和个体因素。群体因素需要关注治疗的有效性、安全性、可获得性和效价比，个体因素需要考虑患者哮喘的临床表型、可能的疗效差异、患者的喜好、吸入技术、依从性、经济能力和医疗资源等实际状况。推荐的长期治疗方案分为 5 级，见表 5-2。

表 5-2　哮喘患者长期（阶梯式）治疗方案

分级	推荐选择控制药物	其他选择控制药物	首选缓解药物	其他可选缓解药物
1	按需 ICS+ 福莫特罗	按需使用 SABA 时即联合低剂量 ICS	按需使用低剂量 ICS+ 福莫特罗，维持和缓解治疗的患者按需使用低剂量 ICS+ 福莫特罗	按需使用 SABA
2	低剂量 ICS 或按需 ICS+ 福莫特罗	LTRA 或低剂量茶碱		
3	低剂量 ICS+LABA	中剂量 ICS 或低剂量 ICS+LTRA 或 + 茶碱		
4	中剂量 ICS+LABA	高剂量 ICS+LAMA 或 +LTRA 或 + 茶碱		
5	参考临床表型加抗 IgE 单克隆抗体，或 + 抗 IL-5，或 + 抗 IL-5R，或 + 抗 IL-4R 单克隆抗体	高剂量 ICS+LABA+ 其他治疗，如 +LAMA，或 + 茶碱或 + 低剂量口服激素（注意不良反应）		

注：ICS：吸入性糖皮质激素；LABA：长效 β₂ 受体激动剂；SABA：短效 β₂ 受体激动剂；LAMA：长效抗胆碱能药物；LTRA：白三烯受体拮抗剂。

　　哮喘治疗方案的调整主要是根据症状控制水平和风险因素控制水平等进行升级或降级调整，以获得良好的症状控制并减少急性发作的风险。应对患者进行持续性监测和评估，排除和纠正影响控制哮喘的因素，并逐步确定哮喘控制的最低治疗级别，保证治疗的安全性和有效性。具体升级降级治疗方案的调整和排除因素及治疗原则见表 5-3。

表 5-3　升级和降级治疗方案的调整

调整原则	治疗方案
升级治疗	排除和纠正影响哮喘控制因素： 1. 药物吸入方法不正确 2. 依从性差 3. 持续暴露于触发因素（如变应原、烟草、空气污染、β受体拮抗剂或非甾体抗炎药等） 4. 存在合并症所致呼吸道症状及影响生活质量 5. 哮喘诊断错误	升级方案： 1. 升级维持治疗：考虑高一级治疗方案中的推荐方案，2~3个月后进行评估 2. 短程加强治疗：部分哮喘患者短期症状加重，如发生病毒性上呼吸道感染或季节性变应原暴露时，可选用增加维持用药剂量1~2周 3. 日常调整治疗：在布地奈德+福莫特罗或丙酸倍氯米松+福莫特罗每日维持用药基础上，根据哮喘症状按需增加使用次数
降级治疗	治疗原则： 1. 哮喘症状控制且肺功能稳定3个月以上，可考虑降级治疗 2. 应选择适当时机，需避开患者呼吸道感染、妊娠、旅行期等 3. 每3个月减少ICS剂量25%~50%通常是安全的 4. 每一次降级治疗都是一次试验，有可能失败，需要密切观察症状控制情况、呼气流量峰值（PEF）变化、危险因素等，按期随访，根据症状控制及急性发作频率进行评估	降级方案： 1. 减少激素用量（口服或吸入） 2. 减少使用次数（由每日2次减至每日1次） 3. 减去与激素合用的控制药物，以最低剂量ICS维持治疗

（三）哮喘急性发作期的治疗

哮喘急性发作的治疗取决于哮喘加重的严重程度

以及治疗后反应，治疗目的是缓解症状、解除气流受限和改善低氧血症。对于轻中度、中重度的急性发作处理方法不尽相同，具体的治疗和处理原则详见表5-4。

表5-4　急性发作期的治疗和处理

急性发作期处理方式		治疗药物
轻中度急性发作	自我处理	1. 使用SABA：每次使用2~4喷，间隔3小时重复使用直至症状缓解 2. 增加ICS剂量：基础使用剂量的两倍，最高可用到2000μg/d二丙酸倍氯米松或等效剂量的ICS，如控制药物是布地奈德福莫特罗，可直接增加1~2吸 3. 口服激素：若初始治疗和增加控制治疗2~3天症状未缓解或加重，可口服激素治疗，建议泼尼松0.5~1.0mg/kg或等效剂量的其他激素治疗5~7天
	医院处理	1. 反复使用吸入性SABA，第1小时可每20分钟吸入4~10喷，后根据治疗反应调整为轻度每3~4小时吸入2~4喷，中度每1~2小时重复吸入6~10喷。也可使用雾化吸入SABA和SAMA溶液，每4~6小时1次 2. 口服激素：推荐使用泼尼松0.5~1.0mg/kg或等效剂量的其他激素治疗5~7天
中重度急性发作	医院处理	1. 吸入SABA：间断（每20分钟）或连续雾化给药，后根据需要间断给药（每4小时1次）。可采用SABA联合SAMA雾化溶液吸入治疗 2. 重度还可联合静滴茶碱类药物 3. 全身激素：口服推荐泼尼松0.5~1.0mg/kg或等效剂量的其他激素，严重或不宜口服激素推荐静脉：甲泼尼龙80~160mg/d，或氢化可的松400~1000mg/d分次给药 4. 氧疗
	危重	上述药物不能缓解者，给予机械通气

二、慢性阻塞性肺疾病的治疗方案选择

慢性阻塞性肺疾病的综合评估应根据患者的临床症状、肺功能、急性加重风险、合并症、并发症等情况进行综合分析。根据评估确定疾病的严重程度，包括气流受限的严重程度、患者健康状况及未来不良事件的发生风险，给予患者合理的治疗方案。

（一）慢性阻塞性肺疾病稳定期的治疗方案

根据患者气流受限程度分为 GOLD1~4 级，根据症状水平和过去 1 年的中、重度急性加重病史可将患者分为 A、B、C、D 4 个组。不同组别患者的初始治疗方案推荐见图 5-1。

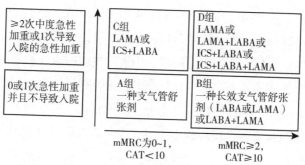

图 5-1　慢性阻塞性肺疾病稳定期初始治疗方案推荐

注：A 组患者，条件允许可推荐使用 LAMA；B 组患者，若 CAT > 20 分，推荐起始使用 LAMA+LABA 联合治疗；D 组患者，若 CAT > 20 分和血 EOS ≥ 300 个 /μl，可考虑 ICS+ LABA+LAMA 三联治疗，尤其是重度或以上的气流受限者。

稳定期慢阻肺患者初始治疗效果不佳，应先考虑其疗效不佳是呼吸困难没有改善还是急性加重发生率仍较高，针对性调整治疗方案，具体随访与流程见图 5-2。

（二）慢性阻塞性肺疾病急性加重的治疗方案

慢阻肺急性加重的治疗目标是降低本次急性发作的影响，预防再次急性加重的发生。推荐的治疗药物包括：①在维持治疗的基础上，增加 SABA 和（或）SAMA 的剂量和频次，检查吸入技术，必要时考虑储物罐或雾化治疗，病情趋向稳定后加用长效支气管舒张剂。②联用茶碱类药物：在 β_2 受体激动剂、抗胆碱能药物治疗 12~24 小时后病情改善不佳时可联合应用。③抗菌药物：评估抗菌治疗指征和病原体后应用。④糖皮质激素：中重度慢阻肺急性加重患者，应使用全身性糖皮质激素，推荐剂量为甲泼尼龙 40mg/d，治疗 5 日。与全身性激素相比，雾化吸入糖皮质激素不良反应较小，可作为非危重患者急性加重的起始治疗药物，建议在应用短效支气管舒张剂雾化治疗时联用雾化吸入糖皮质激素治疗。

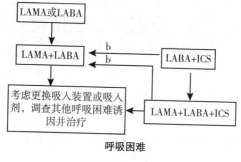

呼吸困难

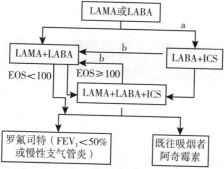

急性加重

图 5-2　慢性阻塞性肺疾病稳定期药物治疗的随访及流程

注：如果初始治疗理想，维持原方案；如果不理想：

（1）考虑达成治疗目标的最主要"可治疗特征"（呼吸困难 / 急性加重）；

（2）如果都需要治疗，选择急性加重路径；

（3）将患者对应于目前治疗方案的方框内，遵循治疗路径；

（4）评估治疗、调整和回顾；

（5）这一治疗方案维持不基于 ABCD 分组；EOS：血嗜酸粒细胞计数（个 /μl）；a 若 EOS ≥ 300 个 /μl，或 ≥ 100 并且 ≥ 2 次中度急性加重或 1 次住院；b 若发生肺炎、存在初始禁忌证或对 ICS 无有效应答，应降级减少或更换 ICS。

第二节 常见药品不良反应特点与临床表现

一、常见吸入性药品不良反应及处理

常见吸入性药物的不良反应及处理见表5-5。

表5-5 呼吸系统常用吸入性药物和其他
常用药物的不良反应及处理

药物类别	常见不良反应	不良反应处理
糖皮质激素吸入给药	（1）口咽局部反应：声音嘶哑、咳嗽、咽部不适和念珠菌感染 （2）长期高剂量吸入可出现全身不良反应：骨质疏松、肾上腺皮质轴抑制及增加肺炎发生风险	（1）吸药后及时用清水含漱口咽部，选用干粉吸入剂或加用储雾器可减少口咽部不良反应 （2）出现口咽部念珠菌感染，可局部抗真菌治疗，无需中止吸入糖皮质激素 （3）发生肺炎的高危因素：①吸烟；②年龄≥55岁；③有急性加重史或肺炎史；④体重指数＜25kg/m²；⑤mMRC＞2分或存在严重的气流受限
糖皮质激素全身给药	长期用药可引起：骨质疏松、高血压、糖尿病、下丘脑-垂体-肾上腺轴抑制、肥胖症、白内障、青光眼、皮肤变薄、肌无力等	（1）对于伴有结核病、糖尿病、真菌感染、骨质疏松、青光眼、严重抑郁或消化性溃疡的哮喘患者应慎重给予全身激素，需密切随访 （2）避免在慢阻肺急性加重时反复使用全身激素治疗，以减少骨质疏松风险 （3）在反复发生肺炎的人群中不推荐使用

药物类别	常见不良反应	不良反应处理
吸入β₂受体激动剂	（1）常见的有窦性心动过速、肌肉震颤（通常表现为手颤）、头晕和头疼（2）不常见的有口咽部刺激（3）罕见的有心律失常、支气管痉挛及低血钾等	按需给药，不宜长期、单一、过量应用
吸入抗胆碱药物	（1）常见的有口干、咳嗽、局部刺激、吸入相关的支气管痉挛、头痛、头晕（2）少见的有荨麻疹、闭角型青光眼、心率加快（3）罕见的有过敏性反应（舌、唇和面部的血管性水肿）、眼痛、瞳孔散大、心悸、心动过速、喉痉挛、恶心及尿潴留	妊娠早期、青光眼、前列腺肥大患者慎用

二、雾化吸入治疗相关不良事件及处理

戴面罩进行雾化吸入治疗时，药物可能会沉积在眼部，刺激眼球，如发生应立即用清水清洗，并换用咬嘴。气溶胶温度过低、输送的气溶胶密度过高、雾化溶液 pH 不当、低渗及高渗气溶胶或可导致哮喘

或其他呼吸系统疾病患者发生支气管痉挛，应立即停止雾化吸入，并予以相应治疗措施。

雾化吸入治疗根据其吸入药物的不同，可出现口腔干燥症、龋齿、口腔黏膜改变、溃疡、牙龈炎、牙周炎、味觉障碍等多种口腔疾病，通常与患者个人卫生习惯和治疗期间未注重口腔护理有关。如出现上述口腔问题，应积极就医，加强口腔护理，对于长期治疗患者应定期进行口腔检查。

三、常见雾化吸入药物的不良反应

常见雾化吸入药物的不良反应见表 5-6。

表 5-6　常见雾化吸入药物的不良反应

药物	常见不良反应			
吸入性糖皮质激素	口咽念珠菌感染	声音嘶哑	咽喉炎（咽喉痛）	支气管痉挛咳嗽
丙酸倍氯米松	> 75%	< 2%	14%	< 2%
布地奈德	2%~4%	1%~6%	5%~10%	< 3%
丙酸氟替卡松	2%~5%	3%~8%	10%~14%	< 3%
β₂ 受体激动剂				
硫酸特布他林	头痛：> 1%；震颤：> 1%；心动过速：> 1%			

药物	常见不良反应
硫酸沙丁胺醇	头痛：1%~10%；震颤：1%~10%；心动过速：1%~10%
抗胆碱药物	
异丙托溴铵	头晕、头痛：1%~10%；咳嗽、吸入相关支气管痉挛：1%~10%；口干、呕吐：1%~10%
复方异丙托溴铵	与 β_2 受体激动剂和抗胆碱药物不良反应相同
祛痰药	
乙酰半胱氨酸	常见对鼻腔和胃肠道的刺激，可出现鼻腔溢液，还可出现口腔炎、恶心呕吐等表现
氨溴索	常见味觉紊乱、恶心、口腔麻木、咽喉麻木等

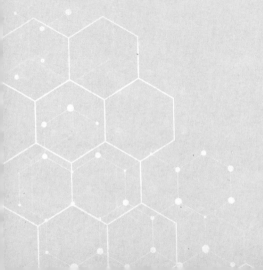

第六章

用药教育

第一节　患者用药交待

一、给药方法

（一）不同的吸入装置选择和吸入前准备

1. 吸入装置的选择

吸入装置的个体化选择需要综合考虑患者的健康状态、使用装置的能力、最大吸气流速、手口协调操作能力、可及性、价格等各方面因素，其中以患者使用装置的能力、吸气流速和手口协调操作能力为最重要的影响因素（表 6-1）。

表6-1　不同使用条件推荐使用的吸入装置

选择吸入装置的使用条件	推荐使用的吸入装置
有足够的吸气流速（吸气峰流速 ≥ 30L/min），手口协调好	DPI、pMDI（包括传统 pMDI 和共悬浮 pMDI）、SMI
有足够的吸气流速（吸气峰流速 ≥ 30L/min），手口协调不佳	DPI > pMDI+ 储物罐 > SMI
吸气流速不足（吸气峰流速 < 30L/min），手口协调好	SMI > pMDI
吸气流速不足（吸气峰流速 < 30L/min），手口协调不佳	pMDI+ 储物罐 > SMI > 雾化器
需机械通气	雾化器 > pMDI 或 SMI

注：pMDI 为压力定量气雾剂；DPI 为干粉吸入剂；SMI 为软雾吸入剂。

2. 雾化器的选择

常用的雾化器有喷射雾化器、超声雾化器及振动筛孔雾化器，常用雾化器的类型和优缺点见表6-2。

表6-2　常用雾化器类型和优缺点

类型	优点	缺点
喷射雾化器	·结构简单、经久耐用、临床应用广泛 ·叠加振荡波的鼻–鼻窦喷射雾化器可使药物振荡扩散，有效沉积鼻窦腔，还可湿化鼻窦黏膜，即使儿童也同样适用	·有噪音 ·需有压缩气源或电源（多为交流电源）驱动 ·鼻–鼻窦喷射雾化器在治疗时需关闭软腭，屏住呼吸，较难掌握；在患者掌握吸入方法之前，应有医务人员进行指导
超声雾化器	释雾量大，安静无噪音	·需要电源 ·易发生药物变性 ·易吸入过量水分 ·易影响水溶性不同的混悬液浓度
振动筛孔雾化器	·安静无噪音，小巧轻便，可用电池驱动 ·药液可置于呼吸管道上方，不受管道液体倒流污染 ·可随时调整雾化吸入药物量	·需要电源 ·耐久性尚未确认，可供选择的设备种类较少

3. 吸入前准备

应用吸入药物治疗时，考虑到患者存在黏液过度分泌，可能阻塞小气道，影响药物颗粒进入小气道效应部位。因此在吸入治疗前，可适当进行气道廓清，有利于药物进入效应部位。这种情况下，建议吸入药物前主动咳嗽，如有痰声，可使用化痰药物后再吸入药物，避免吸入药物被痰液带出无法发挥药效。

（二）吸入装置的使用方法、贮存及注意事项

1. 雾化吸入装置的使用方法、用药教育和注意事项

（1）药物配置　碱性药物、高渗盐水及纯化水可引起气道高反应性，应避免用于雾化吸入。油性制剂可能引起脂质性肺炎，不能用于雾化吸入。雾化吸入制剂应在开瓶后立即使用，药液装入雾化器后一般可以存放24小时，具体药物存放时间及条件应参照药品说明书。部分药物不能在同一容器中混合使用，应严格遵医嘱用药。

（2）治疗前准备　治疗前1小时不应进食，清洁口腔分泌物和食物残渣，以防雾化过程中气流刺激引起呕吐；洗脸、不抹油性面膏，以免药物吸附在皮肤上。对于婴幼儿和儿童，为保持平静呼吸应在安静或睡眠状态下治疗，治疗前30分钟内不应进食。

（3）使用方法

①按医嘱将药液配置好放入雾化吸入器内，如采用氧气驱动雾化，应调整好氧流量至6~8L/min，观察出雾情况，注意勿将药液溅入眼内。

②采用舒适的坐位或半卧位，用嘴深吸气、鼻呼气方式进行深呼吸，使药液充分达到支气管和肺部。

③密切关注患者雾化吸入治疗中潜在的药物不良反应。出现急剧频繁咳嗽及喘息加重，如是雾化吸入过快或过猛导致，应放缓雾化吸入速度；出现震颤、肌肉痉挛等不适，不必恐慌，及时停药，如为SABA（如特布他林）引起，一般停药后可恢复；出现呼吸急促，感到困倦或突然胸痛，应停止治疗并立即就医。

（4）雾化治疗后处理

①使用面罩者嘱其及时洗脸，或用湿毛巾擦干净口鼻部以下的雾珠，以防残留雾滴刺激口鼻皮肤引起皮肤过敏或受损。婴幼儿面部皮肤薄，血管丰富，残留药液更易被吸收，需及时洗漱。

②儿童可用棉球蘸水擦拭口腔后，再适量喂水，特别是使用激素类药物后，以减少口咽部的激素沉积，减少真菌感染等不良反应的发生。

③及时翻身拍背有助于使黏附于气管、支气管壁上的痰液脱落，保持呼吸道通畅。

（5）药物和装置保存　应按说明书要求贮存，使用前应仔细检查药品，确保药品在有效期内，颜色性状均正常。雾化吸入装置应专人专用，避免交叉污染。每次使用后需进行清洁并干燥存放，以防受到污染后成为感染源，影响治疗。

2. 气雾剂或粉雾剂吸入装置使用的用药教育和注意事项

（1）稳定期吸入性控制药物需要每天使用，即使没有症状也要使用。不能突然中断，突然中断可能加重病情。如需停药，应在医生监测下逐渐减量。

（2）ICS吸入制剂或含ICS的吸入制剂每次用药后应用水漱口并吐出漱口水，以降低口咽部念珠菌感染风险。

（3）避免药物接触眼睛，如不小心接触需立即用清水冲洗，若眼睛刺激感持续或视力改变，需及时就医。

（4）吸入器均应在避光阴凉处、密封保存。气雾剂需避免冷冻和阳光直射及40℃以上高温，用完后的容器不能被刺破、打碎或燃烧。

（5）吸入药物打开后，应在3个月内使用，未用完药物需丢弃。

（三）常用吸入性药物的装置及具体使用方法

1. 布地奈德福莫特罗/富马酸福莫特罗干粉吸入剂（都保）

【装置使用方法】用药前需要对吸入装置进行初始化，旋松并拔出瓶盖，确保红色旋柄在下方，将旋柄朝某一方向转到底，再向其反方向旋转到底，该过程中可听到一次"咔哒"声；重复该步骤一次即完成初始化。

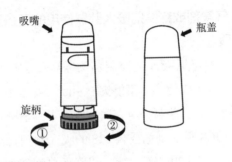
吸嘴　　　　　　　　　　　　　　　　瓶盖

旋柄　①　　②

之后按以下步骤吸入药物。

（1）旋松并拔出瓶盖，确保红色旋柄在下方。

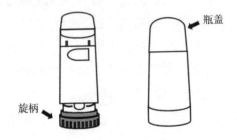
瓶盖

旋柄

（2）保持装置垂直，将旋柄朝某一方向旋转到底，再向其反方向旋转到底，即完成一次装药，在此过程中，听到一次"咔哒"声。

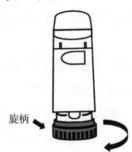
旋柄

（3）呼气，但不要对着吸嘴呼气。

（4）双唇完全包住吸嘴，用力且深长地吸气。

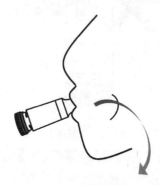

（5）移开吸嘴，屏气约5秒，然后呼气。

（6）如需多次吸入，重复以上步骤。

（7）旋紧盖子。

【注意事项】

（1）每次用药后用水漱口并吐出漱口水，以降低口咽部念珠菌感染风险。

（2）避免药物接触眼睛，如不小心接触需立即用清水冲洗，若眼睛刺激感持续或视力改变，需及时就诊。

（3）定期（每周1次）用干纸巾擦拭吸嘴的外部，以保持吸嘴清洁，但请勿用水或液体擦拭吸嘴外部。

（4）当红色记号"0"到达示窗中部时，吸入器的给药量不再准确应丢弃。摇动吸入器听到的声音不是药物产生的，而是干燥剂。

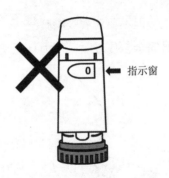

指示窗

【贮藏】30℃以下、密闭保存。

2.硫酸沙丁胺醇吸入粉雾剂 / 气雾剂 / 雾化吸入剂

【吸入粉雾剂装置使用方法】

（1）取下防尘盖，上下垂直摇晃 4~5 次，使粉末流动均匀、剂量准确。注意此时不要按压给药器。

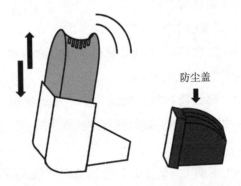

防尘盖

（2）直立握住吸入器，压下吸入器完成装药（可听到"咔"声）。注意只能按压一次，按压多次会发生故障。

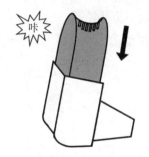

（3）正常呼气。呼气时请不要对着吸嘴，以免阻塞吸入器。

（4）用嘴唇包住吸嘴用力深吸气，吸入药物后将给药器移开，屏气 5 秒。

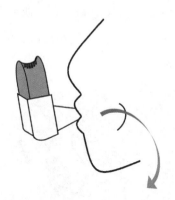

（5）如不小心按到吸入器或多次按压，或对着吸嘴呼气，请将吸嘴朝下，在桌上或手掌上轻拍，倒出粉末后重新操作。

【**气雾剂装置使用方法**】首次用药或停药 1 周未使用时，需先向空气中喷药 1 次，以确保吸入器工作良好。之后按以下方法给药。

（1）取下保护盖，充分摇晃，使药物充分混匀。

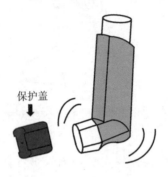

保护盖

（2）缓慢呼气，但不要对着吸嘴呼气。

（3）双唇完全包住吸嘴，开始吸气的同时按压吸入器，喷药一次。注意一定要经口腔缓慢而深地吸入，以便药物尽可能地进入肺部深处。

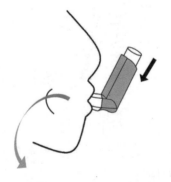

（4）移开吸嘴后尽可能长地屏住呼吸。最好10秒，然后缓缓呼气。

（5）如果需要继续吸药，可以再次振摇气雾剂后，重复上述步骤。

（6）如果您使用吸入器有困难（如很难在吸气同时按压吸入设备）可借助储雾罐装置。具体请咨询医生。

【雾化吸入用溶液的使用方法】只能通过雾化吸入，不可注射或吞服。

先将药液装入雾化器的贮液池内，使用面罩或导管吸入药物。不要让药液或雾化溶液进入眼中。是否需要稀释需听从医生的指导。请在通风良好的房间内使用药物。用药后请清洗雾化器。

【注意事项】

（1）用于预防过敏或运动引发的哮喘时，请在运动前或接触过敏原前 10~15 分钟给药。

（2）粉雾剂吸入后可能会感觉嘴中有甜味，表明已吸入药物粉末。

（3）气雾剂　定期（至少每周 1 次）将药瓶拔出后用温水彻底清洗吸入器并晾干。气雾剂装置为压力装置，避免受冻、受热、撞击或在瓶上戳刺，即使使用完也要避免以上行为。

（4）粉雾剂　定期（至少每周 1 次）用干布擦拭吸入器的吸嘴，不要用水清洗。

【贮藏】遮光、阴凉干燥处保存。

3.沙美特罗替卡松干粉吸入剂（舒利迭）/气雾剂

【干粉吸入剂装置的使用方法】

（1）打开外壳　一手握住外壳，另一手的大拇指放在拇指柄上。向外推动直至外壳完全打开。

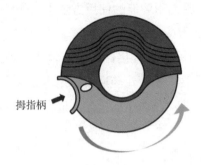

拇指柄

（2）推开滑动杆　将滑动杆朝外推动到底，听到"咔哒"声即完成装药。

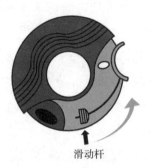

滑动杆

（3）吸入　先缓慢呼气，但不要对着吸嘴呼气，随后双唇完全包住吸嘴，平稳深吸气。移开吸嘴，屏气约 10 秒。在没有不适的情况下尽量屏住呼吸，然后缓慢恢复呼气。

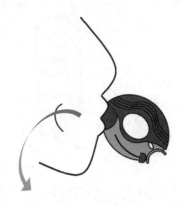

（4）关闭　将拇指放在拇指柄上，向内推动外壳直至听到"咔哒"声。滑动杆会自动返回原有位置。

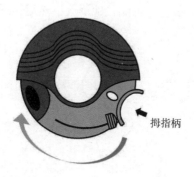

拇指柄

【气雾剂装置使用方法】首次用药或停药 7 天或以上未使用时，需先向空气中喷药 2 次，以确保吸入器工作良好。具体给药步骤如下。

（1）取下保护盖，充分摇晃，使药物充分混匀。

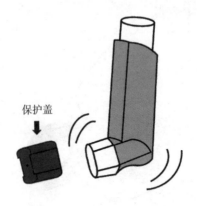

保护盖

（2）先尽量呼气，然后双唇完全包住吸嘴，开始吸气的同时按压吸入器，喷药1次。注意一定要经口腔缓慢而深地吸入，以便药物尽可能地进入肺部深处。移开吸嘴后尽可能长地屏气，然后缓缓呼气。

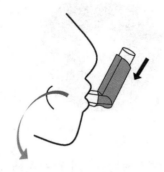

（3）如果需要再吸入一喷，请保持向上拿住吸入器，等待半分钟后再按以上步骤吸入药物。

【注意事项】

（1）沙美特罗替卡松只能经口腔吸入，不能经鼻吸入。

（2）每天用药 1 次时，如果症状常在夜间出现，请在晚上用药；如果症状常在白天出现，请在早晨用药。

（3）吸入药物后，请用清水漱口并吐掉，以避免发生口咽部念珠菌病。注意不能吞咽漱口水。

（4）沙美特罗替卡松需要每天使用，即使没有症状也要使用。不能突然中断，突然中断可能加重病情。如果要停药，请在医生监测下逐渐减量。

（5）每周至少清洁一次气雾剂容器，用干布、毛巾或棉棒清洁吸嘴和塑料外壳的内外部。请不要将金属罐放入水中。

（6）用药后可能更易感染，应经常洗手，远离感染人群。

【贮藏】30℃以下、密封保存。气雾剂需避免冷冻和阳光直射，用完后的容器不能被刺破、打碎或燃烧。

4.丙卡特罗气雾剂

【装置使用方法】

（1）取下保护盖，充分摇晃，使药物充分混匀；

（2）深呼气，用嘴唇包住吸嘴，深吸气的同时喷药，吸入后屏气 5~10 秒。

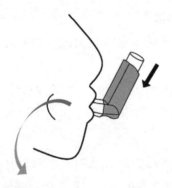

（3）如果需要再吸入一喷，请保持向上拿住吸入器，等待半分钟后再按以上步骤吸入药物。

5.噻托溴铵干粉吸入剂（思力华）/喷雾剂

【干粉吸入剂装置使用方法】采用胶囊分装药物，胶囊不能吞服。取出后请尽快使用，否则药效会降低。如果未使用的胶囊不小心暴露在空气中，需丢弃。

请按以下方法给药。

（1）取1粒胶囊放入专用吸入器的胶囊仓，合上吸嘴。

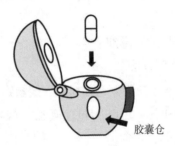

胶囊仓

（2）用手按压刺囊按钮，使胶囊被细针刺孔。

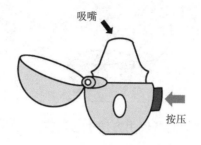

吸嘴

按压

（3）先呼气，注意不要对着吸嘴呼气。

（4）双唇完全包住吸嘴，缓慢的深吸气，要足以听见胶壳在装置内震动。

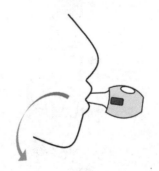

（5）吸气到肺部全充满时，尽可能长时间屏住呼吸，同时移开吸嘴，然后恢复正常呼吸。

（6）重复一次上述吸药步骤，胶囊中药物可被完全吸出。

（7）打开吸嘴，倒出并丢弃胶囊。

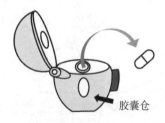

胶囊仓

【喷雾剂装置使用方法】通过将药瓶插入吸入器的方式给药，最好在每天同一时间给药。

初次使用前请按以下步骤操作。

（1）装药　按住保险扣，拔下透明底座。

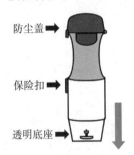

防尘盖

保险扣

透明底座

将药瓶的细小一端插入吸入器。

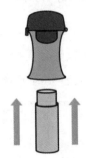

将吸入器放在稳固平面上，用力向下按压，使其良好对位。

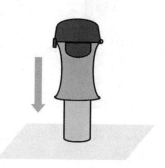

然后装回底座，直到发出咔哒声。药瓶一旦插入吸入器后就不要再将其拆下。

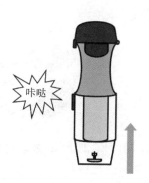

（2）准备吸入器　按箭头方向旋转底座直到发出咔哒声（即旋转半周）。

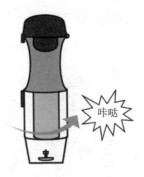

打开防尘盖，将吸入器指向地面，按压药物释放按钮，盖上防尘盖。

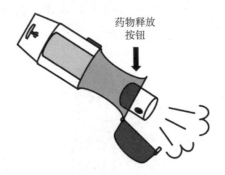

重复旋转－打开－按压步骤，看到有水雾喷出后再重复 3 次。之后如果超过 21 天未使用，请重新按以上步骤准备吸入器；如果超过 7 天未用药，给药前只需朝地面喷 1 次即可。

（3）日常使用请按以下步骤操作

①旋转底座直到发出咔哒声（即旋转半周），打开防尘盖。

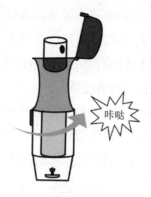

②缓慢深呼气，用嘴唇含住吸嘴末端，但不要堵住通气孔；用嘴缓慢深吸气的同时，按下药物释放按钮；随后尽可能长的屏住呼吸。

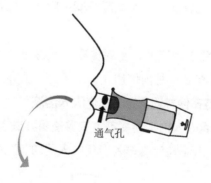

【注意事项】

（1）用药期间需要每月清洁1次粉末吸入器。打开防尘盖、吸嘴和基托（向上推起刺孔按钮打开基托）；或向上拨开防尘盖和口吸嘴，打开药囊槽盖板，取下吸气管。然后用温水冲洗吸入器以除去粉末，之后放在纸巾上吸去水分，保持各部件敞开，放在阴凉干燥处晾干 24 小时。建议在刚用过之后进行清洁，这样可以保证下次使用。必要时可以用微潮的（而不是湿的）纸巾清洁吸嘴的外面。

（2）喷雾剂的吸入器只需用湿布和湿纸巾清洁吸嘴（包括吸嘴内部的金属部分），每周至少 1 次。必要时可用湿布擦拭吸入器外壳。吸嘴上如有轻微褪色，不影响性能，可继续使用。

（3）喷雾剂的吸入器上有剂量指示计，当指示计指针进入刻度的红色区域，大约还剩 14 喷药物，建议更换新的喷雾剂；当指针到达红色刻度末端，吸入器会自动锁住，透明底座不能再旋动，代表药物已用完。

【贮藏】阴凉处、密封保存。不得冷冻。喷雾剂开启后应在 3 个月内使用完，未用完需丢弃。

6.特布他林粉雾剂／雾化吸入溶液

【胶囊吸入剂（粉雾剂）装置使用方法】

（1）取 1 粒胶囊放入专用吸入器的刺孔槽内。

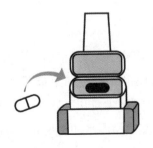

（2）用手按压两侧按钮，使胶囊两端分别被细针刺孔。

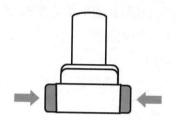

（3）先呼气，但请不要对着吸嘴呼气。

（4）双唇完全包住吸嘴，缓慢地深吸气，可听见胶壳在装置内旋转的声音。

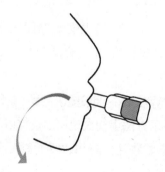

（5）保持吸气数秒，移开吸嘴，然后缓慢呼气。

（6）用药后请漱口。

【雾化液装置使用方法】

（1）准备合适的雾化器。

（2）握住单剂量小瓶，使瓶口向上，拧动瓶盖以开启瓶盖。

（3）将小瓶中药液挤入雾化器药皿中，安装好雾化器，吸入用药。

（4）药液可在雾化器中稳定存放24小时，单剂量药液应在3个月内使用。

【注意事项】

（1）避免药物接触眼睛，如果不小心接触，应立即用水冲洗。

（2）定期用温水清洗气雾剂塑料壳，待完全干燥后再将气雾剂铝瓶放入。

（3）注意保持粉雾剂吸入器清洁和干燥。

【贮藏】

（1）避光、阴凉、干燥处，密闭保存。

（2）气雾剂保存时，请避免阳光直接照射和40℃以上高温。

7. 奥达特罗、噻托溴铵奥达特罗（能倍乐）喷雾剂

【装置使用方法】初次使用前请按以下步骤操作。

（1）装药　按住保险扣，拔下透明底座。

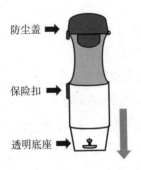

防尘盖 ➡

保险扣 ➡

透明底座 ➡

将药瓶的细小一端插入吸入器。

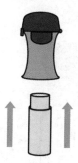

将吸入器置于稳固平面上，用力向下按压，使其良好对位。

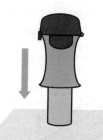

然后装回底座，直到发出咔哒声。药瓶一旦插入吸入器后就不要再将其拆下。

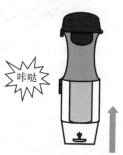

咔哒

（2）准备吸入器　按箭头方向旋转底座直到发出咔哒声（即旋转半周）。

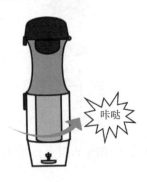

打开防尘盖，将吸入器指向地面，按压药物释放按钮，盖上防尘盖。重复旋转－打开－按压步骤，看到有水雾喷出后再重复 3 次。

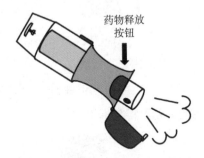

之后如果超过 21 天未使用，请重新按以上步骤准备吸入器；如果超过 7 天未用药，给药前只需朝地面喷 1 次即可。

（3）日常使用请按以下步骤操作　旋转底座直到发出咔哒声（即旋转半周），打开防尘盖。

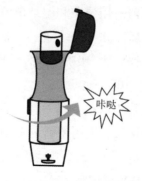

缓慢深呼气，用嘴唇含住吸嘴末端，但不要堵住通气孔；用嘴缓慢深吸气的同时，按下药物释放按钮；屏住呼吸 10 秒或在可承受情况下尽量长时间地屏住呼吸。

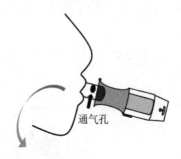

如需吸入第 2 揿，重复旋转、打开、按压步骤。关闭防尘盖直到再次使用吸入器。

【注意事项】

（1）奥达特罗喷雾剂、噻托溴铵奥达特罗喷雾剂需使用配套的吸入器（能倍乐）给药，最好在每天同一时间给药。

（2）吸入器需用湿布和湿纸巾清洁吸嘴（包括吸嘴内部的金属部分），每周至少1次。必要时可用湿布擦拭吸入器外壳。吸嘴上如有轻微褪色，不影响性能，可继续使用。

（3）吸入器上有剂量指示计，当指示计指针进入刻度的红色区域，大约还剩14喷药物；当指针到达红色刻度末端，吸入器会自动锁住，透明底座不能再旋动，代表药物已用完。

【贮藏】密封保存，不要冷冻。打开后应在3个月内使用，未用完药物需丢弃。

8.倍氯米松福莫特罗气雾剂

【装置使用方法】使用时请站立或坐直，并按以下方法给药。

（1）使用前需摇匀，去掉喷嘴保护帽。尽可能慢而深的呼气。

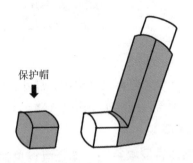

保护帽

（2）垂直握住药瓶，瓶体向上将喷嘴放入口中（勿咬喷嘴），用嘴慢而深的吸气，吸气同时按压吸入装置顶部喷 1 次药物。

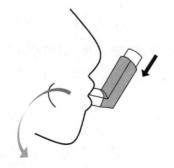

（3）给药后尽可能长的屏住呼吸，随后慢慢呼气。注意勿对着喷嘴呼气。

（4）如需要使用第 2 揿，保持吸入装置垂直约30 秒，重复以上步骤。

【注意事项】

（1）倍氯米松福莫特罗采用经口吸入的方式给药。首次使用或停用 14 天或 14 天以上再使用时，请向空气中喷 1 次药物以保证吸入装置工作良好。

（2）用药后请注意清洁口腔。用水漱口或刷牙，以减少口咽部念珠菌感染。

（3）用药期间应定期清洁吸入装置。取下喷嘴保护帽，用干布擦净喷嘴内外侧，不要用水或其他液体清洗喷嘴。

【贮藏】 25℃以下保存，禁止暴露于 50℃以上的温度或刺穿铝瓶。

9. 格隆溴铵福莫特罗 / 布地格福吸入气雾剂

【装置使用方法】

（1）使用前先预充吸入器

①取下吸嘴盖，使用前检查吸嘴是否正常。

②直立握住吸入器，与面部保持距离，并摇匀。

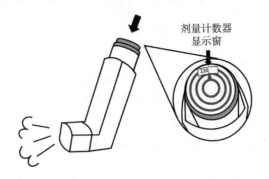

剂量计数器
显示窗

③用力按压剂量计数器的中心，直到罐在揿压器内停止移动，从吸嘴中释放出 1 喷药。使用期间剂量计数器数值减少，所以可能听到轻轻的咔哒声。

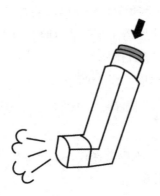

④重复 3 次预充步骤。每次开始揿压前请摇匀。

⑤预充 4 次后，剂量计数器指向"120"的右侧，表明预充完成，可以使用吸入器。

（2）使用吸入器

①取下吸嘴盖。

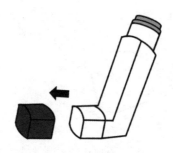

②每次使用前摇匀吸入器。

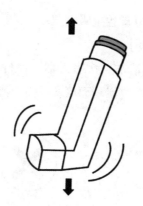

③握住吸入器，面向吸嘴，用口深呼一口气。

④嘴唇包住吸嘴，头向后仰，舌抵住吸嘴。

⑤在缓慢深吸一口气的同时，按压剂量计数器的中心部位，直到罐在揿压器内停止移动，释放出1喷药物，然后停止按压剂量计数器。

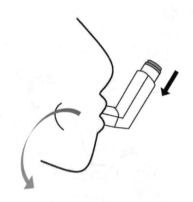

⑥吸入后，从口中移出吸嘴，保持10秒。

⑦轻轻呼吸，重复步骤②~⑥，吸入第2揿药物。

⑧使用后立即盖上吸嘴盖。

【注意事项】

（1）每周清洁一次吸入器。保持吸入器清洁非常重要，以免药物淤积而堵塞吸嘴。清洁吸入器。

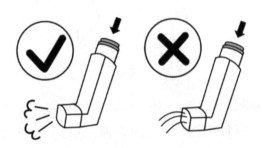

①将罐从揿压器上取下，不得清洗或弄湿铝罐。

②取下吸嘴盖及铝罐。

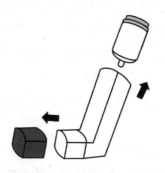

③将揿压器放在水龙头下方用温水冲洗约30秒。翻转揿压器，再次冲洗揿压器吸嘴约30秒。

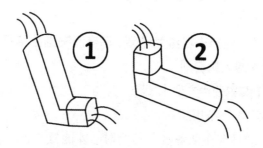

④尽可能甩干揿压器中多余的水分。

⑤检查揿压器和吸嘴，以确保淤积的药物被完全冲洗掉。如果有药物蓄积，请重复以上步骤。

⑥将揿压器风干一整夜。请勿将铝罐放入未完全干燥的揿压器内。

⑦待揿压器干燥后，轻轻将铝罐向下按压入

揿压器中，请勿用力按压罐，否则可能会导致药物喷出。

⑧每次清洁后，需重新预充本品的吸入器。重新预充吸入器时，将吸入器摇匀，并按压2次剂量计数器的中心，向空气中释放2喷，喷雾时应远离脸部。预充完成后便可以使用吸入器。

（2）如果停用吸入器超过7天，则需要在使用前重新预充。

（3）剂量计数器的读数在每10吸后会变化一次。当吸数即将用完时，剂量指示器显示窗口中读数后面的颜色会变为红色。

（4）开封3个月后，或者剂量计数器指示为"0"时应弃用。

10. 氟替卡松维兰特罗/乌镁溴铵维兰特罗/氟替美维吸入粉雾剂

【装置使用方法】

（1）准备用药

①只有在准备吸入药物时，才能打开盖。请勿摇晃易纳器。

②向下滑动盖，直至听到"咔哒"声。已准备好吸入药物，通过剂量计数器递减1确认药物已经释放。如果听到"咔哒"声，但剂量指示器没有递减，则易纳器没有释放1吸药物，应退还医生并进行咨询。

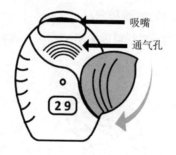

吸嘴

通气孔

（2）吸入药物

①将易纳器远离口鼻，尽量呼气，请勿向易纳器呼气。

②将吸嘴置于上下唇之间，双唇紧包住吸嘴。

③使用过程中，请勿用手指堵住通气孔。

④缓慢平稳地深吸气。尽可能长时间地屏住呼吸（至少 3~4 秒）。

⑤将易纳器从口中撤出，缓慢而轻柔地呼气。

⑥在正确使用易纳器的情况下，应该不能尝到或感觉到药物。

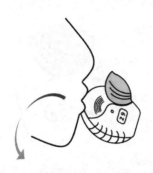

（3）关闭易纳器和漱口

①将易纳器盖尽量向上滑推到头，直到盖住吸嘴

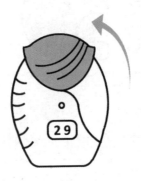

②在使用易纳器后用水漱口，请勿吞咽漱口水。

【注意事项】

（1）每日相同时间给药，遵医嘱晚间或晨间给药。

（2）药盒中取出易纳器时，其处于"关闭"状态，请在易纳器标签空白处写下"丢弃"日期。"丢弃"日期是首次打开铝箔盒后6周。在该日期之后，不可再使用该吸入器。

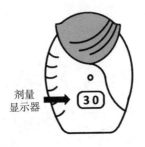

剂量显示器

（3）注意在不吸入药物时如打开和关闭易纳器

盖，将会损失药物剂量。

11. 马来酸茚达特罗 / 茚达特罗格隆溴铵吸入粉雾剂

【装置使用方法】

（1）取下吸入器吸嘴盖。

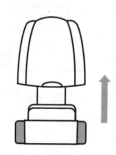

（2）打开吸入器　握牢吸入器的底部，并斜扳吸嘴部分。

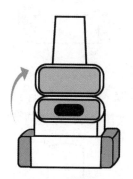

（3）胶囊准备　在立即使用之前，擦干双手，从泡罩中取出一粒胶囊。

（4）放入胶囊　将胶囊放入胶囊槽内，不得将胶囊直接放入吸嘴中。

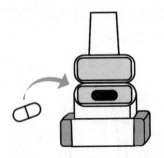

（5）关闭吸入器　关闭吸入器直至听到"咔哒"声。

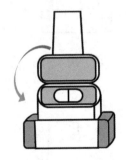

（6）刺穿胶囊

①竖直握住吸入器，吸嘴口向上。

②同时用力按压两侧的按钮刺穿胶囊，仅按一次。

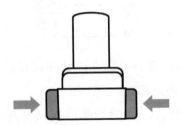

③刺穿胶囊时，可以听到"咔哒"声。

（7）完全放开两侧的按钮。

（8）呼气　在把吸嘴放进口腔之前，先尽量呼气，不得向吸嘴内呼气。

（9）吸入药物

①通过深吸气将药物吸入气道内。

②按图所示，握住吸入器，侧面的按钮应对着左右方向，不得按压两侧的按钮。

③将吸嘴放入口中，用嘴唇紧包着吸嘴。

④快速且稳定地吸气，尽可能地深吸气。

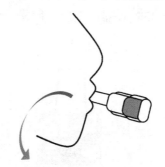

（10）在用吸入器吸入药物时，胶囊在槽内旋转，可以听到飕飕的轻微噪音，当药物进入肺部，会感到有甜香味。如果吸入时没有听到飕飕的噪音，可能是胶囊在槽内卡住了，此时应打开吸入器，小心地轻轻敲击吸入器底部松动胶囊，不要按压侧面按钮，之后重复步骤8和9，再次吸入药物。

（11）屏气，在吸入药物之后：

①吸气完毕将吸入器从口中取出后，屏气至少5~10秒，如无不适也可以更长些；

②然后呼气；

③打开吸入器，检查胶囊中是否遗留药物粉末；

④如果有药物粉末残留，关闭吸入器，重复步骤（8）~（11），大多数人都能经1次或2次吸空胶囊中粉末

⑤部分患者偶尔会在吸入药物后很快出现短促咳嗽，不必在意，只要胶囊是空的，就已吸入足够的药量

（12）用药结束后：

①再次打开吸入器，倒出空胶囊，可将空胶囊弃于家庭垃圾中；

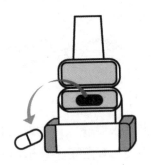

②关闭吸入器和盖上吸嘴盖；

③不得在吸入器中存放胶囊。

（13）记录每日给药　在包装盒内侧，有每日给药记录条，在吸入当天的一格中做上标记，可帮助提醒下次给药时间。

【注意事项】

（1）胶囊的极小碎片偶尔可能通过筛网，进入口腔，舌头可能感觉到，吞咽或吸入碎片不会造成危害，刺穿胶囊超过一次，将会增加出现碎片的机会。

（2）不得用水清洗吸入器，可使用干净的不含棉绒的干布擦拭吸嘴，应保持药粉吸入器干燥。

12. 异丙托溴铵雾化吸入溶液／气雾剂

【吸入用溶液装置使用方法】

（1）将小瓶中的药液倒入雾化器皿中（每1ml吸入用溶液可用生理盐水稀释至总体积2~4ml后使用），雾化后吸入，不能口服。

（2）供雾化吸入溶液不含防腐剂，为避免细菌污染，开启后需立即使用，剩余药液应丢弃。

【气雾剂装置使用方法】

（1）吸入时最好坐下或站立，使用前先摇匀并深呼气，轻轻咬住喷嘴，在按压气雾剂的同时深吸气，随后闭口屏气一段时间，如果需要吸入第2次，至少间隔1分钟。

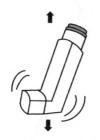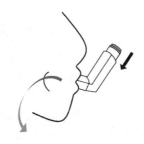

（2）新开启的气雾剂首次使用前应向空气中喷 2
次，以获得均匀的气雾。超过 3 天未使用，使用前应
向空气中喷 1 次，以确保喷口通畅。

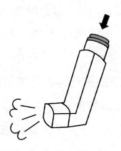

13. 复方异丙托溴铵气雾剂 / 雾化吸入溶液

【气雾剂装置使用方法】在使用前先将气雾剂摇
匀，首次使用应向空气中喷 2 次以获得均匀的气雾，
之后按以下方法给药：

（1）深呼气。

（2）双唇包住接口，吸气同时喷药。

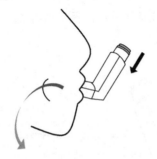

（3）屏气几秒后缓缓呼气。

【吸入用溶液装置使用方法】

（1）从药品条板上撕下一个小瓶，用力扭顶部，打开小瓶，将小瓶中的药液挤入雾化器药皿中，安装好雾化器，吸入药物。建议用喷嘴式雾化器，如果无条件使用该装置，也可以使用合适的面罩式雾化器。

（2）雾化器使用完毕后，倒掉雾化器皿中剩余药液并将雾化器清洗干净，以备下次使用。注意不要与其他药品混在同一雾化器中使用。

（3）为避免药物被细菌污染，在药瓶打开后应立即使用，每次吸入治疗使用一瓶新的药物。已开瓶的或有破损的药瓶应丢弃。

14. 布地奈德气雾剂 / 粉吸入剂 / 吸入粉雾剂 / 吸入用混悬液

【气雾剂装置使用方法】 首次用药或停药 3 天未使用时，需先向空气中喷药 1 次，以确保吸入器工作良好。按以下方法给药。

（1）取下保护盖，充分摇晃，使药物充分混匀。

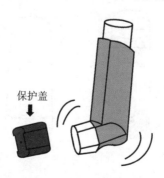

保护盖

（2）缓慢呼气，但不要对着吸嘴呼气。

（3）双唇完全包住吸嘴，开始吸气的同时按压吸入器，喷药一次。注意一定要经口腔缓慢而深地吸入，以便药物尽可能地进入肺部深处。

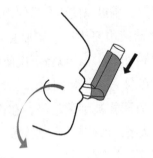

（4）移开吸嘴后尽可能长地屏住呼吸，最好10秒，然后缓缓呼气。

（5）如需要继续吸药，可再次振摇气雾剂后，重复上述步骤。

【粉吸入剂装置使用方法】

（1）旋松并拔出瓶盖。

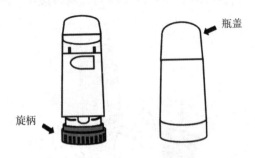

瓶盖

旋柄

（2）握住药瓶并使其直立，将旋柄朝任意方向旋转到底，再反方向旋转到底，听到"咔哒"声完成装药，不要重复装药避免浪费。

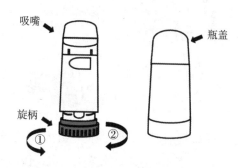

（3）先呼气，但不要对着吸嘴呼气。

（4）把吸嘴放在上下牙齿之间，双唇包住吸嘴，用力深吸气，不要用力咬或咀嚼吸嘴。

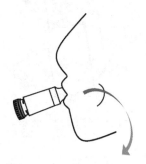

（5）移开吸嘴，屏气5秒。

【吸入粉雾剂装置使用方法】

（1）取下防尘帽，上下垂直摇晃4~5次，使粉末流动均匀、剂量准确。注意此时不要按压给药器。

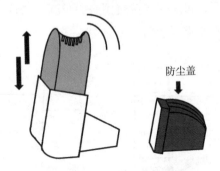

防尘盖

（2）直立握住吸入器，压下吸入器完成装药（可听到"咔"声），注意只能按压一次，按压多次会发生故障。

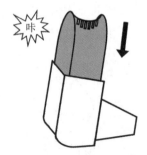

咔

（3）正常呼气，呼气时请不要对着吸嘴，以免阻塞吸入器。

（4）用嘴唇包住吸嘴用力深吸气，吸入药物后将给药器移开，屏气5秒。

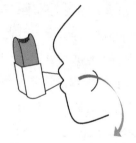

（5）如不小心按到吸入器或多次按压，或对着吸嘴呼气，应将吸嘴朝下，在桌上或手掌上轻拍，倒出粉末后重新操作。

【吸入用混悬液装置使用方法】

（1）从药板上掰下一瓶混悬液，摇晃小瓶。

（2）拧开瓶盖，按处方剂量将药液挤入雾化器的药杯内。

（3）雾化吸入，按正确指导使用雾化器，需确保药杯里的药液完全用尽。用药时应避免雾化喷入眼睛（建议使用护目镜）。

（4）使用后建议用水洗脸并漱口，可以用温水冲洗口罩或面罩并晾干。

【注意事项】

（1）吸入布地奈德可能引起口咽部念珠菌感染，应在每次用药后用水漱口并吐出漱口水或者刷牙，以降低口咽部感染风险。

（2）用药期间建议定期清洁给药器，气雾剂最好是每周拆下药罐，用温水清洗塑料部位，注意千万不能用热水清洗，干燥后再装上药罐；粉雾剂每次使用后，应用干燥纸巾擦拭干净吸嘴，不能用水清洗或使用湿物擦拭吸嘴，使用后必须盖好盖子，以免药物受潮。

（3）粉雾剂上可能有剂量指示器，当红色记号出现在指示窗或指示窗数字变红时，表示剩余20个剂量，应及时备药。红色记号到达指示窗底线或数字变为0时，应更换吸入器。

（4）吸入用混悬液不能冷藏，在贮存中可能出现一些沉淀，如摇晃药瓶后，沉淀物不能完全稳定地漂浮在药液中，应将药物丢弃，包装打开后应在14天内使用。

（5）气雾剂铝罐内有压缩气体，即使药物用完，也不要将罐体刺穿、弄破或点燃，同时需避免阳光暴晒、高温或冷冻。

15. 丙酸倍氯米松气雾剂 / 雾化吸入用溶液

【气雾剂装置使用方法】首次使用或放置一周以上再使用时，应先向空气中试喷数次，以使喷出来的药液均匀。

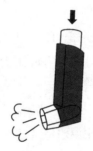

使用方法如下。

（1）拔掉防尘帽，倒置瓶身，将药物摇匀。

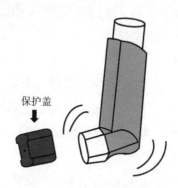

保护盖

（2）缓慢呼气，将吸入器含入口中，对准咽喉，在深深吸气的同时立即揿压阀门，使药物充分吸入，屏息10秒，以便使药物充分发挥作用。

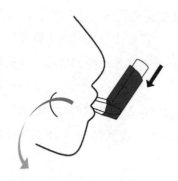

（3）如需再次吸入，至少等待1分钟后再重复以上步骤。

（4）吸药后用水漱口，可减轻药物刺激和减少咽部感染。

【雾化混悬液装置使用方法】经雾化器给药。将药液充分摇匀后，打开瓶盖将所需药量挤入雾化器中，雾化后吸入，用药后漱口。

【注意事项】

（1）第一次用药后症状可得到明显的改善，但用药 1~2 周或更长的时间后，才能达到最佳治疗效果。如果症状没有改善或病情恶化，应咨询医生，不可擅自增加使用剂量

（2）突然停药可能会出现戒断症状（如关节痛、肌肉痛、疲倦、抑郁）。需要停药时，应在医生指导下逐渐减量，不可擅自停药。

16. 丙酸氟替卡松吸入气雾剂 / 雾化吸入溶液

【气雾剂装置使用方法】试喷：首次使用前或每当气雾剂已经一星期或更长时间未被使用时，可轻按盖两侧以去掉咬嘴的盖，摇匀容器，并向空中试喷两撤以确保操作。

（1）轻轻按住盖两侧移开咬嘴的盖。

（2）仔细检查吸入器内外以及咬嘴处是否有松散异物。

（3）充分振摇吸入器确保去除所有的松散异物并使药液混合均匀。

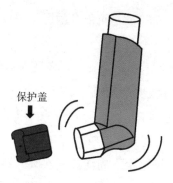

保护盖

（4）将吸入器朝上以拇指持底部（咬嘴下方），拇指和食指握住吸入器。

（5）轻轻地呼气直到不再有空气可以从肺内呼出然后将咬嘴放进口内置于牙齿间，并合上嘴唇含住咬嘴但不要用牙齿咬住咬嘴。

（6）在开始通过口部深深地、缓慢地吸气后，马上按下药罐将药品释放出，并继续吸气。

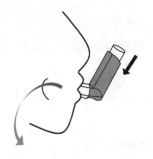

（7）屏息10秒或在没有不适的感觉下尽量屏息久些，在屏住呼吸同时将吸入器从口中移走，手指松

开吸入器的顶部，并尽可能久的屏住呼吸。然后才缓慢的呼气。

（8）若需要多吸一剂，应将吸入器朝上等待至少半分钟再重做步骤（3）~（7）。

（9）用水漱口。

（10）用后将盖套回咬嘴并扣紧。

（11）建议至少一周清洗一次吸入器：取下咬嘴的盖，不要将药罐从塑料外壳中拔出，用干布或纸巾擦拭咬嘴的内外部；然后把咬嘴的盖放回原位。不要将药罐置于水中。

【吸入用混悬液装置使用方法】

（1）通过雾化器给药，建议使用面罩式雾化器，为了保护暴露的皮肤，可涂抹防护霜并在吸药后彻底清洗面部皮肤。

（2）用药前需将药液混匀，方法如下：握住瓶盖处使药瓶处于水平位置，"弹"另一末端数次，摇匀。重复该步骤数次（至少3次），直至完全混匀为止。

（3）如需要稀释药物，可用氯化钠注射液进行稀释。

17. 环索奈德气雾剂

【装置使用方法】

（1）使用前需要先摇匀，取下保护盖，如果首次或超过1周没有使用的话，应先对着空气中喷3次。

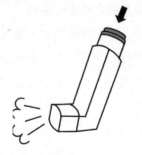

（2）用双唇包住吸嘴，迅速深吸气，在吸气同时按压吸入器顶部。

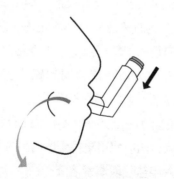

（3）移开吸嘴后尽可能长地屏住呼吸，最好10秒，然后缓缓呼气，呼气时不要对着吸嘴。

【注意事项】

（1）经口腔吸入给药，最好在每天傍晚使用，一般用药24小时内可见症状改善。

（2）用药数周后如需停药，需在医生指导下逐渐减量，不可擅自停药。

（3）用药后应漱口，不要吞咽漱口水。

18. 吸入用乙酰半胱氨酸溶液

【装置使用方法】将药物加入雾化器中，戴上面罩或含住吸嘴，用口呼吸，尽量进行深呼吸，用药时可轻敲面罩，使凝结的药液滴回喷雾器中。

【注意事项】

（1）用药初期由于气管内黏痰被稀释，痰液量可能增加，应注意排痰，否则可能阻塞气道。用药期间不可同时使用镇咳药。

（2）安瓿开启后应立即使用，如不能立即使用，则需将开启安瓿的药液放置在冰箱内，并在 24 小时内使用，开启后的安瓿药液不可再重复使用。

（3）药物打开时可能会闻到硫黄气味，倒入雾化器中可能呈粉红色，都是正常现象。

（4）乙酰半胱氨酸与铁、铜、橡胶接触后可能发生反应，吸入给药应使用塑料或玻璃制的雾化装置。

19. 吸入用盐酸氨溴索溶液

【装置使用方法】

（1）将药液倒入雾化器药杯内，建议与生理盐水按 1∶1 比例混合后使用。

（2）安装好雾化器，雾化吸入药物。

（3）吸入完成后，清洗雾化器。

【注意事项】

（1）吸药时，需保持正常呼吸，深呼吸可能出现咳嗽刺激。

（2）应避免与导致混合溶液 pH 高于 6.3 的药物混合使用，以防止 pH 升高导致氨溴索失效或溶液浑浊。

（3）药物不含防腐剂，为防止细菌污染，在单剂量小瓶打开后应立即使用且每次吸入治疗时应使用新的单剂量小瓶。部分使用后的、已开瓶的或有破损的单剂量小瓶应丢弃。

二、吸入制剂联合应用

1. 呼吸系统治疗吸入用药物联合应用

不同作用机制的支气管舒张剂联合治疗优于单一支气管舒张剂治疗。SABA 联合 SAMA 对于肺功能和症状的改善优于单药治疗。LABA 和 LAMA 联合治疗也可更好的改善肺功能和症状，降低疾病进展风险。目前已有多种 LABA 和 LAMA 联合制剂上市包括福莫特罗格隆溴铵、奥达特罗噻托溴铵、维兰特罗乌镁溴铵、茚达特罗格隆溴铵等。ICS 和 LABA 联合较单用 ICS 或单用 LABA 在肺功能、临床症状和健康状态改善，以及降低急性加重风险方面更加获益。目前已有上市药品包括布地奈德福莫特罗、氟替卡松沙美特罗、倍氯米松福莫特罗、氟替卡松维兰特罗等多种联合制剂。在 ICS+LABA 治疗后仍然有症状的患者中，增加 LAMA 的三联治疗能显著改善肺功能及健康状态，减轻症状，减少急性加重，与单独使用

LAMA 或 LABA+LAMA 联合治疗比较，使用三联治疗的患者能获得更好的疗效。目前上市药品有布地奈德福莫特罗格隆溴铵和氟替卡松维兰特罗乌镁溴铵 2 种三联制剂。

对稳定期长期使用 LAMA、LABA、ICS 控制疾病的患者，如果出现急性加重时，可增加使用 SABA 和（或）SAMA 的剂量和频次，必要时使用储物罐或雾化治疗，病情稳定后使用原治疗方案维持治疗。

2.常用雾化吸入药物的配伍

常用雾化吸入药物的配伍数据如表 6-3 所示，包括各种药物在同一雾化器中配伍使用的稳定性和相容性。

表 6-3　常用雾化吸入药物的配伍

	沙丁胺醇	福莫特罗	左沙丁胺醇	布地奈德	异丙托溴铵
沙丁胺醇		NI	NI	C	C
福莫特罗	NI		NI	C	NI
左沙丁胺醇	NI	NI		C	C*1
布地奈德	C	C	C		C
异丙托溴铵	C	NI	C*1	C	
乙酰半胱氨酸	NI	NI	NI	C	C
多黏菌素	C	NI	NI	NI	NI
妥布霉素	C	NI	NI	X	C
氯化钠溶液	NI	NI	NI	NI	NI

	乙酰半胱氨酸	多黏菌素	妥布霉素	氯化钠溶液
沙丁胺醇	NI	C	C	NI
福莫特罗	NI	NI	NI	NI
左沙丁胺醇	NI	NI	NI	NI
布地奈德	C	NI	X	NI
异丙托溴铵	C	NI	C	NI
乙酰半胱氨酸		C	NI	NI
多黏菌素	C		CD	NI
妥布霉素	NI	CD		NI
氯化钠溶液	NI	NI	NI	

C：有临床研究确证特定混合物的稳定性和相容性；C*1：来自生产厂家的报告确证特定的混合物的稳定性和相容性，在许多情况下这些例子不适用于综述，通过包装内的说明与厂家直接沟通确认；X：有证据确认或建议，特定混合物不能配伍；NI：评价配伍稳定性证据不充分，除非将来有证据证明可行；CD：配伍稳定性数据有争议；表中多黏菌素目前国内无雾化吸入制剂。

3. 临床常用雾化吸入药物联合治疗方案

临床上常需联用两种至四种雾化药物用于治疗支气管哮喘的急性发作期、慢性阻塞性肺疾病的急性加重期、支气管扩张症急性加重期、支原体肺炎急性期等情况，常用的雾化吸入药物联合治疗方案见表6-4。

表6-4　常用雾化联合方案

联合类型	雾化方案
两联雾化	SABA+SAMA，ICS+SABA，ICS+SAMA，乙酰半胱氨酸+ICS，乙酰半胱氨酸+SAMA，乙酰半胱氨酸+SABA

续表

联合类型	雾化方案
三联雾化	ICS+SABA+SAMA ICS+SABA+ 乙酰半胱氨酸 ICS+SAMA+ 乙酰半胱氨酸
四联雾化	ICS+SABA+SAMA+ 乙酰半胱氨酸

注：ICS：吸入性糖皮质激素；SABA：短效 β_2 受体激动剂；SAMA：短效抗胆碱能药物。

三、用药过量的防范与处理

常见吸入性药物用药过量后的表现和过量后的处理见表 6-5。

表 6-5　常见吸入性药物用药过量的表现与处理

药物名称	药物过量的表现	药物过量的处理
吸入性糖皮质激素（ICS）		
倍氯米松	用药过量可能出现肾上腺功能抑制	停用药物，立即采取适当的全身治疗以减少影响
氟替卡松	（1）急性过量：急性吸入高于推荐剂量的药物后致暂时性肾上腺功能抑制 （2）慢性过量：长期使用超过推荐剂度的药物可致一定程度的肾上腺功能抑制	（1）急性过量：无需采取紧急措施，可继续使用该药控制哮喘，肾上腺功能可于数日后恢复 （2）慢性过量：应监测肾上腺储备，可继续用药

药物名称	药物过量的表现	药物过量的处理
环索奈德	过量吸入发生急性中毒的可能性极低，长期用药未见肾上腺皮质抑制的临床表现	无需特别的处理措施，长期使用高于推荐剂量应监测肾上腺皮质功能
布地奈德	局部用药过量引起急性中毒症状的可能性较小，长期大剂量使用可能出现系统性皮质激素反应，如肾上腺皮质功能亢进	
短效 β₂ 受体激动剂（SABA）		
沙丁胺醇	一过性的 β 受体激动剂药理学作用所介导的事件包括：心动过速和（或）肌肉震颤，以及可能出现低钾血症	出现心脏症状，应考虑停止治疗，并给予对症治疗，如静脉注射选择性 β 受体拮抗剂
左沙丁胺醇	可能出现 β 受体过度刺激的症状和（或）引起或加剧本药的不良反应，如癫痫发作、心绞痛、高血压、低血压、心动过速、心律失常、神经质、头痛、震颤、口干、心悸、恶心、头晕、疲乏、不适、失眠、低钾血症，药物滥用可能引起心脏停搏和死亡	应停药，并给予适当的对症治疗，可考虑使用选择性 β 受体拮抗剂，同时应注意这类药物可产生支气管痉挛

药物名称	药物过量的表现	药物过量的处理
特布他林	用药过量可引起恶心、呕吐、头痛、躁动、易激惹、兴奋、震颤、嗜睡，可能引起惊厥、心动过速、室上性和室性心律失常、心悸、血压升高或降低、代谢性酸中毒、高血糖、低钾血症，严重者可能出现横纹肌溶解和肾衰竭	无特异性解毒药，监测酸碱平衡、血糖、电解质（尤其是血清钾）、心率、心律和血压，并纠正代谢异常。对无哮喘有症状的心动过速须给予美托洛尔或普萘洛尔，对伴有哮喘者首选维拉帕米，伴有哮喘的心律失常者首选利多卡因；对其他室性心律失常者给予美托洛尔或普萘洛尔。如出现焦虑，可静脉注射地西泮 5~10mg
长效 β₂受体激动剂（LABA）		
茚达特罗	COPD 患者中单次给予 75μg 的 40 倍 剂量时，出现心率、收缩压和 Q-Tc 间期的中度增加，用药过量可引起 β 受体激动效应，引起或加重以下症状和体征，如咽痛、高血压或低血压、心动过速（心率可达200bpm）、心律失常、紧张、头痛、颤抖、口干、心悸、肌肉痉挛、恶心、眩晕、疲乏、乏力、低钾血症、高血糖、代谢性酸中毒和失眠。与所有吸入型拟交感神经药物一样，过量可能导致心脏骤停甚至死亡	治疗包括停用药物以及给予适当的对症和支持治疗

第六章　用药教育

药物名称	药物过量的表现	药物过量的处理
沙美特罗	过量使用可能出现震颤、头痛和心动过速	首选解毒药是心脏选择性β受体拮抗剂，如果患者有支气管痉挛病史，使用心脏选择性β受体拮抗剂需注意
福莫特罗	可能导致典型的β₂受体激动剂样反应，如震颤、头痛、心悸。个别报告有心动过速、高血糖、低钾血症、Q-Tc间期延长、心律失常、恶心和呕吐	对症治疗和支持治疗。可考虑使用心脏选择性β受体拮抗剂
丙卡特罗	过量使用可有发生心律失常、心脏骤停等严重副作用的危险性	应停药，给予适当的对症和支持治疗，可考虑使用选择性β受体拮抗剂
奥达特罗	可能出现β受体过度刺激的症状和体征，如心肌缺血、心绞痛、高血压、低血压、心动过速、心律失常、神经质、头痛、震颤、口干、心悸、恶心、头晕、疲乏、不适、失眠、焦虑、低钾血症、高血糖、代谢性酸中毒，还可能出现心脏停搏	应停药，给予适当的对症和支持治疗，可考虑使用选择性β受体拮抗剂
短效抗胆碱能药物（SAMA）		
异丙托溴铵	过量一般不会引起严重的抗胆碱作用，但可有轻微的全身性抗胆碱作用，表现为口干、视力调节障碍和心率加快等	

药物名称	药物过量的表现	药物过量的处理
长效抗胆碱能药物（LAMA）		
噻托溴铵	过量可引起抗胆碱能症状和体征	应停药，并给予适当的对症和（或）支持治疗
短效 β₂ 受体激动剂 + 短效抗胆碱能药物（SABA+SAMA）		
异丙托溴铵／沙丁胺醇	药物过量可参考"异丙托溴铵""沙丁胺醇"	
长效 β₂ 受体激动剂 + 长效抗胆碱能药物（LABA+LAMA）		
茚达特罗／格隆溴铵	用药过量可能导致 β₂ 肾上腺素能刺激过度的典型表现，如心动过速、震颤、心悸、头痛、恶心、呕吐、嗜睡、室性心律失常、代谢性酸中毒、低钾血症和高血糖，可能诱导抗胆碱能效应，如眼压升高（造成眼睛疼痛、视力异常或眼睛发红）、便秘或排尿困难	可采用支持治疗和对症治疗。严重病例应住院治疗。对于 β₂ 肾上腺素能效应，可以考虑应用心脏选择性 β 受体拮抗剂，但需谨慎在医生指导下应用，因为 β 受体拮抗剂可能激发支气管痉挛
奥达特罗／噻托溴铵	过量症状同"噻托溴铵"与"奥达特罗"	过量时应停药，考虑给予对症和支持治疗，可考虑使用心脏选择性 β 受体拮抗剂，应注意 β 受体拮抗剂可能引起支气管痉挛

$β_2$

药物名称	药物过量的表现	药物过量的处理
维兰特罗/乌镁溴铵	过量可能产生单一成分作用引起的症状和体征，包括已知的吸入性胆碱受体拮抗剂的不良反应如口干、视觉调节障碍和心动过速或者 β_2 受体激动剂过量的不良反应如心律不齐、震颤、头痛、心悸、恶心、高血糖和低钾血症	必要时应进行支持性治疗和适当监护
福莫特罗/格隆溴铵	高剂量格隆溴铵可能导致抗胆碱能体征和症状，如恶心、呕吐、头晕、眩晕、视物模糊、眼内压升高，但患有 COPD 的受试者单次吸入 144μg 的剂量后，未发生全身性抗胆碱能不良反应。福莫特罗药物过量可能导致典型的 β_2 受体激动剂作用加剧：癫痫发作、心绞痛、高血压、低血压、心动过速、心律失常、神经质、头痛、震颤、心悸、肌肉痉挛、恶心、眩晕、睡眠障碍、代谢性酸中毒、高血糖、低血钾，滥用可能导致心脏骤停甚至死亡	停药，并给予相应的对症和支持治疗。可考虑使用心脏选择性 β 受体拮抗剂

药物名称	药物过量的表现	药物过量的处理
长效 β_2 受体激动剂 + 吸入用糖皮质激素（LABA+ICS）		
福莫特罗 / 布地奈德	福莫特罗过量很可能导致 β_2 受体激动剂的典型表现：震颤、头痛、心悸。布地奈德长期高剂量使用可能会出现糖皮质激素的全身作用，如肾上腺皮质功能亢进和肾上腺皮质功能抑制	因药物中福莫特罗过量，应中止治疗，考虑提供相应的吸入皮质激素治疗
福莫特罗 / 倍氯米松	连续吸入 12 揿未见生命体征异常或严重不良反应	
沙美特罗 / 氟替卡松	沙美特罗过量可能出现 β_2 肾上腺素能过度刺激的症状与体征，包括震颤、头痛、心动过速、收缩压升高和低钾血症；短时间内吸入丙酸氟替卡松超量会导致暂时性下丘脑 - 垂体肾上腺功能抑制，数日内可恢复，无需处理；长期持续使用超量，会导致明显的肾上腺轴抑制	应停止药物治疗，首选解毒药为心脏选择性的 β 受体拮抗剂，有支气管痉挛史慎用；丙酸氟替卡松过量时，可继续用适量本药进行治疗控制症状
维兰特罗 / 氟替卡松	过量使用可能出现单药过量引起的体征和症状，包括已知的 β_2 受体激动剂类和吸入性糖皮质激素类药物过量的体征和症状	应接受适当监测的支持性治疗，严重的维兰特罗过量可考虑使用心脏选择性 β 受体拮抗剂，有支气管痉挛病史患者需慎用

药物名称	药物过量的表现	药物过量的处理
吸入用糖皮质激素 + 长效 β_2 受体激动剂 + 长效抗胆碱能药物（ICS+LABA+LAMA）		
布地奈德 / 福莫特罗 / 格隆溴铵	用药过量可能会导致过度的抗胆碱能和（或）β_2 肾上腺素能的症状和体征，最常见的症状和体征包括视物模糊、口干、恶心、肌痉挛、震颤、头痛、心悸和收缩期高血压。布地奈德长期过量用药时，可能会出现糖皮质激素的全身反应。持续过量使用，有诱发心律失常甚至心脏骤停的可能	应给予对症和（或）支持治疗，必要时给予适当的监护
氟替卡松 / 维兰特罗 / 乌镁溴铵	过量可能会产生个体成分的药理作用相关的体征、症状或副作用如库欣综合征、肾上腺抑制、骨密度降低、口干、视觉调节障碍、心动过速、心律失常、震颤、头痛、心悸、恶心、高血糖及低钾血症等	应给予患者支持性治疗，根据需要进行适当的监测
黏液溶解剂		
乙酰半胱氨酸	局部大剂量用药可使黏液脓性分泌物大量液化	需使用吸痰器将痰液吸出

续表

药物名称	药物过量的表现	药物过量的处理
黏液调节剂		
氨溴索	未见剂量过量的特别症状报道，因疏忽或错误而过量引起的症状与推荐剂量下的不良反应一致	需对症治疗

四、药品漏用的处理

对于疾病稳定期长期维持治疗药物，如果漏用一次用药剂量，应尽快补用，并按照正常时间进行下一次给药。不允许使用双倍剂量来弥补漏用剂量。如果第二天才想起，则不必再补用药物。

五、过期药品的处置

长期维持治疗药物应在有效期内使用，超过有效期应立即丢弃。对于患者稳定期储备用于预防急性发作的药物，如硫酸沙丁胺醇气雾剂等，应定期查看药品有效期，超过药品有效期要及时处理并补充新的药物，以免急性发作时出现药物失效的情况。

如果患者在家庭中发现过期药品，应至医院药房或药店交予专业人员进行回收，避免随意丢弃造成环境的污染，例如开启后未使用的雾化药液有特殊气味应通过专业回收处理。禁止将过期药品非法流入市场，如倒卖给回收过期药品的单位或个人。

医疗机构也应加强对患者药品基本常识的教育，开展安全用药宣传，帮助患者树立正确的购药观念，按需购药，避免重复购药，减少药品贮存量进而降低剩余量，避免药品浪费。同时对于药品销售时"整盒整包"问题，建议医药企业生产小包装药品，鼓励医疗机构药店等提供拆零出售，以便患者可以小剂量购药。

第二节　患者依从性与疾病控制

一、用药依从性教育

对于使用吸入性药物治疗呼吸系统疾病的患者，其依从性高低直接决定患者能否遵医嘱、按时按量、通过正确操作吸入药物来接受治疗。患者治疗依从性差与疾病控制不佳直接相关。影响治疗依从性的因素众多，其中患者的理解能力、对疾病的认知、对吸入装置的掌握，都是重要影响因素。有研究结果表明，年轻患者（≤65岁）依从性明显低于老年患者（＞65岁），较高的受教育程度也与较好的依从性相关。患者治疗依从性也与使用吸入装置的信心有关，而不同患者对不同吸入装置的偏好不同，是否根据患者的不同偏好选择合适的吸入装置也直接关系患者依从性高低。

通过提高患者对呼吸系统疾病的认知，使患者明确用药依从性的重要性。依从性高低与疾病转归密切相关，依从性提高可显著改善疾病控制水平。改善患者的依从性的方法如下。

（1）选择正确的药物　由药师协助医生和患者共同选择药物，选择吸入装置时需要综合考虑药物的可及性、性价比、患者使用装置的能力以及对吸入装置的偏好，综合患者经济情况和意愿选择合适的药物及吸入装置。对于一些特殊患者如帕金森患者或脑卒中患者，需要结合患者实际操作能力和可行性选择合适的装置，具体吸入装置的个体化选择详见第六章第一节相关内容。

（2）及时纠正错误操作　吸入装置的使用操作错误不仅会导致疾病控制不佳，出现症状急性加重，还会增加额外的医疗开支并且增加死亡风险，及时纠正患者错误操作，也有利于提高患者依从性，提高患者对吸入装置使用的信心，常见吸入装置错误操作类型见表6-6。

（3）长期维持治疗的吸入性药物尽量选择长效制剂，最好是每日1次或2次用药。

（4）由专业呼吸科医师或药师指导患者正确使用吸入装置，具体装置使用方法详见第六章第一节相关内容。

（5）加强患者自我管理、制定书面治疗计划，推进以患者为中心的沟通方式，提高医护人员的沟通技巧，完善教育和管理结构。

表6-6 常见吸入装置的错误操作种类

吸入装置	关键错误
不同装置共有的错误操作	1. 未正确打开防尘帽或外壳 2. 吸入前未充分呼气 3. 没有完全含住吸嘴 4. 没有通过吸嘴吸入药物 5. 通过鼻子吸入 6. 手持装置的角度过大或过小 7. 吸入后未屏气或屏气时间不足 3 秒
pMDI	1. 启动与吸入不协调：启动先于吸入或启动过迟 2. 吸气速度过快
DPI	1. 做吸入前准备时晃动吸入装置 2. 做吸入前准备时吸嘴朝下 3. 吸入前向装置内呼气 4. 吸入时低头或抬头 5. 吸入时未用力吸气 6. 吸入初期吸气流速过慢
SMI	1. 初次使用时没有正确装载药瓶 2. 未完全旋转底座

注：pMDI 为加压定量吸入剂；DPI 为干粉吸入剂；SMI 为软雾吸入剂。

二、指导患者正确使用吸入装置

吸入装置和雾化装置种类多且使用方法各不相同，使用不当则会无法充分发挥药物应有的疗效，导致疾病控制不佳，增加急性发作的风险以及出现药物不良反应，甚至使患者产生抵触吸入制剂的情绪，因此装置的正确使用非常重要。首先，应加强医护人员吸入技术的学习培训，可常规对呼吸专业医师、护士、药师等进行吸入装置使用专题培训，并增加考核制度，将吸入装置使用内容纳入必修技能范围内，提高医护人员正确指导患者吸入技术的水平。其次，是对患者的指导培训，医护人员应随时评估患者吸入装置的应用情况，反复对患者进行吸入技术指导可提高正确使用率。医师、药师或护士应当以实物正确演示吸入装置的使用方法，然后让患者练习，查看患者装置使用细节，发现错误及时纠正，如此反复数次。建议在吸入装置技巧培训时引入视频教育模式，以提高吸入装置的正确使用率。

三、定期评估和随访

医师及药师应定期对患者进行随访，可通过门诊随访或电话随访。随访内容包括：疾病控制情况，有无急性发作以及并发症的出现、有无药物不良反应出现等；评估用药依从性及影响因素；检查是否正确使用吸入装置，必要时进行纠正；询问患者自我监测情况和用药管理，有效的监测与管理可显著改善患者的症状控制水平和预后。

参考文献

［1］Ito K，Barnes P J，Adcock I M. Glucocorticoid receptor recruitment of histone deacetylase 2 inhibits interleukin-1beta-induced histone H4 acetylation on lysines 8 and 12 ［J］. Mol Cell Biol，2000，20（18）：6891-6903.

［2］Barnes P J. Glucocorticosteroids：current and future directions ［J］.Br J Pharmacol，2011，163（1）：29-43.

［3］Ito K，Yamamura S，Essilfie-Quaye S，et al. Histone deacetylase 2-mediated deacetylation of the glucocorticoid receptor enables NF-kappaB suppression ［J］.J Exp Med，2006，203（1）：7-13.

［4］Barnes P J.Role of GATA-3 in allergic diseases ［J］.Curr Mol Med，2008，8（5）：330-334.

［5］Maneechotesuwan K，Yao X，Ito K，et al. Suppression of GATA-3 nuclear import and phosphorylation：a novel mechanism of corticosteroid action in allergic disease ［J］. PLoS Med，2009，6（5）：e1000076.

［6］Panettieri R A，Schaafsma D，Amrani Y，et al. Non-genomic Effects of Glucocorticoids：An Updated View ［J］. Trends Pharmacol Sci，2019，40（1）：38-49.

［7］胡聪龙，黄信刚.雾化吸入 β_2 受体激动剂治疗哮喘研究进展［J］.中外医疗，2014，33（11）：197-198.

［8］Ikeda T，Anisuzzaman A S，Yoshiki H，et al. Regional quantification of muscarinic acetylcholine receptors and beta-adrenoceptors in human airways［J］.Br J Pharmacol，2012，166（6）：1804-1814.

［9］杜光，赵杰，卜书红，等.雾化吸入疗法合理用药专家共识（2019年版）［J］.医药导报，2019，38（2）：135-146.

［10］中国医学装备协会呼吸病学专委会吸入治疗与呼吸康复学组，中国慢性阻塞性肺疾病联盟.稳定期慢性气道疾病吸入装置规范应用中国专家共识［J］.中华结核和呼吸杂志，2019（4）：241-253.

［11］张镭，谭玲，陆进.超说明书用药专家共识［J］.药物不良反应杂志，2015，17（2）：101-103.

［12］中华医学会呼吸病学分会哮喘学组.支气管哮喘防治指南（2020年版）［J］.中华结核和呼吸杂志，2020，43（12）：1023-1048.

［13］中华医学会呼吸病学分会慢性阻塞性肺疾病学组，中国医师协会呼吸医师分会慢性阻塞性肺疾病工作委员会.慢性阻塞性肺疾病诊治指南（2021年修订版）［J］.中华结核和呼吸杂志，2021，44（3）：170-205.

［14］中华医学会呼吸病学分会雾化吸入疗法在呼吸疾病中的应用专家共识制定专家组.雾化吸入疗法在呼吸疾病中的应用专家共识［J］.中华医学杂志，2016，96（34）：2696-2708.

［15］王琼，黎志敏，黄宵，等.关于我国家庭过期药品的回收管理建议［J］.医学与法学，2013，5（2）：62-64.